sofrimento☹
não é doença

DANIEL MARTINS DE BARROS

sofrimento não é doença

NEM TODAS AS DORES PRECISAM DE REMÉDIO, MAS TODAS MERECEM CUIDADO

SEXTANTE

edição: Nana Vaz de Castro
coordenação editorial: Taís Monteiro
produção editorial: Ana Sarah Maciel
preparo de originais: Sheila Louzada
revisão: Ana Grillo e Juliana Souza
diagramação: Ana Paula Daudt Brandão
capa: Filipa Damião Pinto
impressão e acabamento: Bartira Gráfica

CIP-BRASIL. CATALOGAÇÃO NA PUBLICAÇÃO
SINDICATO NACIONAL DOS EDITORES DE LIVROS, RJ

B276s

Barros, Daniel Martins de
Sofrimento não é doença / Daniel Martins de Barros. - 1. ed. - Rio de Janeiro : Sextante, 2025.
176 p. ; 21 cm.

ISBN 978-85-431-1120-9

1. Sofrimento. 2. Sofrimento - Doenças. 3. Emoções. I. Título.

CDD: 152.4
25-99302.1 CDU: 159.942

Carla Rosa Martins Gonçalves - Bibliotecária - CRB-7/4782

GMT Editores Ltda.
Rua Voluntários da Pátria, 45 – 14º andar – Botafogo
22270-000 – Rio de Janeiro – RJ
Tel.: (21) 2538-4100
E-mail: atendimento@sextante.com.br
www.sextante.com.br

No mundo tereis aflições.

JESUS CRISTO

O sofrimento só é insuportável
quando ninguém cuida.

CICELY SAUNDERS

Sumário

Introdução 9
O que é sofrimento 13
Por que sofremos mais 16
O sofrimento está aumentando? 20
Em busca de alívio 24
Queremos explicações 27
Terapias 30
O que é doença 34
Doença é um problema 37
Doença tem tratamento 41
Doença traz sofrimento 45
Onde dói? 49
Fugindo da dor 53
Remédios insuficientes 57
A dor da alma 61
Analgésico emocional 64
A mente adoecida 67

A história dos nomes 70
Listas de doenças 74
O sofrimento entra na lista 78
Doença e sofrimento 82
Sofrer adoece 87
Síndromes ligadas à cultura 90
Estresse 94
O caso do burnout 98
A culpa não é minha 102
A vantagem de adoecer 105
Nostalgia 110
Os mascates de doença 113
Lucro que vem com o tempo 116
O guarda-chuva da neurodivergência 120
Uma fila longa demais 125
Sofrimento contagioso 128
Falar de mais ou de menos 132
Preste atenção no TDAH 136
Caiu na rede 140
Veja como fala 144
Fala que eu te escuto 147
Cuidado! 151
Todos por todos 155
Conclusão 158

Notas e referências 163

Introdução

Precisamos reaprender a sofrer. Fugir do sofrimento, como temos tentado, não está funcionando.

O mercado do bem-estar nunca esteve tão em alta: o último relatório Future of Wellness, estudo anual da consultoria estratégica McKinsey & Company que avalia tendências sobre o setor do bem-estar, mostra que a venda de produtos associados ao tema movimenta globalmente 1,8 trilhão de dólares e cresce entre 5% e 10% ao ano nos Estados Unidos. Bem-estar é uma prioridade para 82% dos americanos e 87% dos chineses, sobretudo entre as gerações mais novas.[1] Ao mesmo tempo, o sofrimento também está em alta: dados de diversas partes do mundo mostram que os níveis de estresse, dor e emoções negativas vêm aumentando a uma taxa contínua de cerca de 1% ao ano.[2]

Parece que podemos correr atrás do bem-estar o quanto quisermos, mas o sofrimento sempre dá um jeito de nos alcançar. Não me entenda mal: é importante combatê-lo. Precisamos buscar curas para as doenças, criar analgésicos para as dores, enfrentar todas as formas de abuso, mitigar a violência – combater o sofrimento é, em muitos aspectos, trabalhar para melhorar o mundo. Isso é positivo.

E, de fato, é isso que a humanidade tem feito – toda geração vê problemas serem resolvidos ao longo da vida. Nós, que nos espantamos com o impacto da inteligência artificial, não conseguimos sequer imaginar a revolução que foi o aumento da inteligência natural quando domesticamos o fogo. Cozinhar o alimento e extrair dele mais energia para o cérebro promoveu um salto cognitivo que separou definitivamente os humanos dos outros primatas (dificilmente qualquer IA vai superar tamanha transformação). Esse desfile de avanços diante de nossos olhos tem efeito ilusório, levando muita gente a acreditar que uma hora todos os nossos problemas serão resolvidos e nenhum sofrimento subsistirá.

No entanto, assim que nos livramos de um sofrimento, outro logo toma seu lugar. Pense em algo grande que você já tenha enfrentado: prestar vestibular ou concurso, cuidar de um familiar doente, procurar emprego. Nessas situações, temos a impressão de que aquele é o único problema que existe e que, uma vez resolvido, nada mais nos afligirá. O tempo mostra que não é o caso: outras dores, às vezes até maiores, nos aguardam. Então, ao nos depararmos com elas, o ciclo recomeça, e nutrimos novamente a ilusão de que, quando essa dor passar, finalmente teremos sossego.

É como naqueles filmes de terror em que o protagonista passa o tempo todo fugindo inutilmente de um monstro, para só no fim perceber que a única maneira de vencê-lo é enfrentá-lo. O sofrimento é esse monstro. Inventamos mil e uma maneiras para tentar escapar, mas somente se pararmos de correr e compreendermos o que o está causando é que conseguiremos resolver a situação – seja para nos livrarmos do problema definitivamente, seja para aprendermos a conviver com ele da melhor forma possível.

Uma das estratégias de fuga mais comuns é lidar com o sofrimento como se fosse uma doença, algo que pode ser curado com ciência. É verdade que os recursos médicos e farmacêuticos têm tido sucesso em nos livrar de muitos sofrimentos, encontrando curas para o que antes eram torturas sem fim. Mas, ao confundir as duas coisas – sofrimento e doença –, podemos passar a achar que não existe mais sofrimento, apenas doenças a serem tratadas. O mesmo relatório da consultoria McKinsey aponta duas grandes tendências para o mercado de bem-estar que têm sido exploradas por empresas que lucram com essa confusão. Primeiro, as pessoas querem cada vez mais produtos "clinicamente comprovados", o que para as empresas, segundo a consultoria, pode significar uma necessidade de "repensar a formulação dos produtos e a estratégia". Além disso, as recomendações médicas vêm ganhando mais e mais relevância, sendo já a terceira maior fonte de influência nas decisões de compra de itens de bem-estar nos Estados Unidos – o que deve levar as empresas a investir na contratação de médicos como garotos-propaganda.[3]

As reflexões ao longo deste livro vão na contramão dessa tendência. A ideia é ressaltar as diferenças que existem entre esses dois fenômenos – o sofrimento e a doença –, revelando os fatores históricos, sociais, médicos e psicológicos que nos levam a confundir as duas coisas e as complicações que tal confusão pode trazer.

Ao longo desse caminho, vamos descobrir que as doenças devem ser diagnosticadas e tratadas (algo que, infelizmente, ainda fazemos muito pouco), mas os excessos em diagnósticos e medicação devem ser evitados – e é preciso reconhecer que o sofrimento não deixará de existir. Fazendo isso, seremos capazes de encontrar formas melhores de lidar com ele juntos.

Com ênfase no *juntos*, como veremos.

O que é sofrimento

Você sabe a diferença entre uma relação boa e uma relação ruim, não é mesmo? Talvez seja difícil colocar em palavras o que distingue uma da outra, mas, quando vivenciamos ou observamos um relacionamento, em geral sabemos intuitivamente se ele é bom ou ruim.

Se as partes envolvidas parecem melhores juntas do que separadas, por exemplo, consideramos a relação boa. Mas se uma delas parece murchar, diminuir ou se desgastar em função da relação, a percepção é bem diferente. Você deve estar pensando em relações humanas, mas esse raciocínio pode ser aplicado a praticamente qualquer interação. Na relação entre o mar e as pedras, por exemplo, as pedras vão sendo desgastadas e reduzidas, sem que nada possam fazer para impedir. Se pensamos na interação entre a humanidade e a Terra, então, logo nos vem à mente uma relação tóxica (literalmente), de tanto que exploramos nosso planeta. E, claro, nos exemplos mais óbvios de relacionamentos ruins entre pessoas, ao menos uma delas parece estar sempre... sofrendo.

Sofrimento é a variável comum a todas essas situações – seja entre coisas, entre pessoas ou entre pessoas e coisas. Ele sempre ocorre no contexto de uma relação.

A origem da palavra "sofrer" ajuda a entender o que quero dizer. Ela vem do latim *sufferre*, composta por *sub-* (por baixo, embaixo) e *ferre* (carregar, transportar). Sofrer, portanto, é estar embaixo de uma carga. Existem outras conotações para o verbo, como passar por algo (por exemplo, "o projeto de lei vem *sofrendo* mudanças no Congresso"), mas no uso cotidiano sempre o associamos a dificuldade, pesar, pena. Se a professora avisa os pais que "as notas do seu filho vêm *sofrendo* mudanças visíveis", ninguém pensará que estão melhorando. Imagine então o que passa na cabeça deles quando a escola diz que "o rapaz está *sofrendo* influência dos amigos". Se fosse uma influência positiva, ninguém usaria essa palavra. Dizemos ainda que "pacientes *sofrem* uma cirurgia", mas nunca que "clientes *sofrem* uma massagem".

Podemos entender todo tipo de sofrimento dessa forma. A fachada do prédio *sofre* com sol, chuva, ventos, que causam desgastes progressivos. O meio ambiente *sofre* com a ação humana – a carga excessiva que impomos ao nosso ecossistema todos os dias.

A humanidade também vem sofrendo. No período pré-histórico, quando vivíamos em cavernas, enfrentávamos ameaças constantes nas selvas e savanas. Atualmente, lidamos com violência urbana, poluição e o distanciamento da natureza. Seja no passado ou no presente (e com certeza será assim no futuro), a lista de motivos para sofrer é enorme, de topadas com o dedinho e queimaduras a lutos e violência.

Mas existem duas diferenças importantes no sofrimento humano.

A primeira é que as coisas parecem sofrer de forma resignada (aliás, um dos significados do verbo *sufferre* é aguentar, aceitar), enquanto nós, humanos, não. Estamos sempre agindo, inventando maneiras de diminuir ou eliminar o sofrimento – seja inventando a roda ou os analgésicos.

A segunda diferença é que nós mesmos criamos boa parte do nosso sofrimento. Temos consciência dos nossos sentimentos, por isso ficamos tristes ao notar o que estamos sentindo. Ou seja, como se a dor não fosse o bastante, sofremos também por notar que estamos sofrendo. Por exemplo, quando alguém que amamos morre, a dor que sentimos não vem da morte em si, mas de nossos pensamentos sobre a perda. A saudade que antecipamos, o vazio que contemplamos, a sensação de que aquilo é uma espécie de erro que não deveria acontecer – em suma, a diferença entre o que é e o que achamos que deveria ser, essa lacuna, criada por nós mesmos, entre expectativa e realidade é uma das grandes fontes de sofrimento.

Vamos refletir melhor sobre essas diferenças.

Por que sofremos mais

Lembra da época de escola, quando saíamos da prova perguntando quando teríamos o gabarito? Não importava se a prova estava fácil ou difícil, queríamos logo saber as respostas certas para avaliar o tamanho do problema que teríamos pela frente, quando chegasse a hora do boletim. Aquele conjunto de respostas certas era o padrão ideal, um modelo de perfeição com o qual verificávamos nossos erros. O mesmo acontece na vida: quando comparamos o que acontece com o que achamos que deveria acontecer estamos pensando num ideal.

No entanto, na vida real é raro algo estar completamente dentro do padrão. Podemos tirar nota 10 numa prova ou comprar uma cadeira sem defeitos, mas a regra geral é a imperfeição. Na maior parte do tempo aceitamos essa realidade, afinal não é razoável cobrar perfeição num mundo essencialmente imperfeito – até mesmo os padrões mais rígidos de segurança têm uma margem de tolerância. Mesmo sabendo disso, contudo, quando as coisas se desviam demais ou permanecem fora do padrão por mais tempo do que esperávamos, sofremos.

O sofrimento surge desse descompasso entre o que *é* e o que *queremos* que seja. Confrontados com essa diferença entre realidade e expectativa, sentimos um incômodo e uma urgência de agir para reduzi-la, fechando a lacuna, corrigindo o que está fora do lugar e nos aproximando do padrão.

Trata-se de uma força motriz nada desprezível. Uma dose de sofrimento está por trás de qualquer avanço humano. Quando sofríamos para carregar coisas pesadas, inventamos a roda. A medicina evoluiu para reduzir a dor. Mesmo na vida pessoal, lutamos para diminuir o sofrimento.

Mas essa força toda perde a utilidade quando o descompasso entre desejo e realidade não pode ser desfeito. Nessas situações, o sofrimento se torna não apenas inútil, mas também infinito. Inútil porque, por maior que seja o incômodo, não temos qualquer poder para alterá-lo. E infinito porque apontará eternamente para um defeito que nunca vai desaparecer. A sensação de não ter controle gera angústia, uma urgência sem direção, como se ainda tivéssemos que fazer algo mas não soubéssemos o quê.

Existe ainda uma diferença sutil entre perceber que as coisas não são como *queríamos* e perceber que elas não são como *queremos*. Dizer *queria* pode indicar que não quero mais – há certa resignação: "Queria que não fosse assim, mas é. Paciência." É o contrário de afirmar *quero* – nesse caso, insistimos que as coisas ainda precisam mudar, não conseguimos desligar o sensor que nos mostra o erro. Sentimos que precisamos fazer algo, lutar, trabalhar, corrigir. Surge o inconformismo: "Eu não aceito, não me conformo, não pode ser assim." Esse sentimento pode ser motivador, mas nem sempre é realista.

A famosa oração da serenidade ensina a pedir força para mudar o que é possível, serenidade para aceitar o que não é possível mudar e sabedoria para distingui-las. Na prática, contudo, boa parte de nosso sofrimento surge por vivermos como Calvin, personagem dos quadrinhos, quando diz para Haroldo, seu tigre de pelúcia e melhor amigo:

– Sabe pelo que eu oro? Para ter a força de mudar o que eu posso, a inabilidade de aceitar o que eu não posso e a incapacidade de diferenciar as duas coisas.

– Você deve ter uma vida interessante – replica Haroldo.

Sem querer apontar o dedo para ninguém, foi Platão quem difundiu a ideia de que vivemos numa realidade imperfeita, apenas uma sombra das formas ideais, perfeitas, fora do nosso alcance. No famoso mito da caverna, ele conta a história de pessoas acorrentadas no fundo de uma caverna, que só enxergam sombras projetadas na parede por uma fogueira. Elas não têm acesso às coisas reais, somente às suas imagens. Para Platão, havia uma distinção entre o mundo material (onde os sentidos nos mostram sombras imperfeitas) e o mundo das ideias, onde estão os "gabaritos" de tudo que há no mundo. Essa é a origem dos termos *ideal* e *idealizado*.

Não é preciso ter lido o filósofo grego para viver com a sensação de que existem gabaritos segundo os quais avaliamos a realidade. Inconscientemente, tentamos impor ao mundo real esses padrões do mundo ideal, encaixar as peças tortas da realidade nos moldes perfeitos da nossa imaginação. Resultado: frustração.

O problema se agrava porque temos consciência do sofrimento e, obviamente, gostaríamos de evitá-lo. Como ele é inevitável, fica impossível não sofrer. Com isso, entramos num círculo vicioso em que sofremos por estar sofrendo, então sofremos por estar sofrendo pelo sofrimento, e assim sucessivamente. É o preço que pagamos por ter uma mente tão poderosa.

Essa consciência é o que diferencia o sofrimento das pessoas e o das coisas – e ajuda a explicar por que parece que estamos sofrendo mais do que nunca.

O sofrimento está aumentando?

É difícil afirmar com certeza, mas a impressão é de que sim, estamos sofrendo mais do que nunca. Pesquisas mostram aumento em diferentes tipos de sofrimento: a Organização Mundial da Saúde estima que, durante a pandemia de covid-19, a prevalência de depressão e ansiedade tenha crescido quase 30%.[4] Nos próximos 30 anos, o número anual de novos casos de câncer deve crescer mais de 70%.[5] Na última década, a quantidade de pessoas com dores crônicas cresceu praticamente 0,5% ao ano, todos os anos.[6] É inevitável concluir que estamos sofrendo mais.

Isso deveria ser uma surpresa. Com tantos avanços tecnológicos, iniciativas globais para redução de diversos problemas, pactos contra a fome, iniciativas de preservação ambiental, medicina cada vez mais avançada, remédios para todos os males, como é possível que ainda soframos tanto – ou até mais?

O problema não é novo. Em 1891, o filósofo Herbert Spencer escreveu em seu ensaio "From Freedom to Bondage" [Da liberdade à escravidão] que "quanto mais as coisas melhoram, mais altas se tornam as exclamações sobre como são ruins". O cardiologista Marco Bobbio, expoente do movimento Slow Medicine - que defende, entre outras coisas, uma prática médica mais focada na saúde do que na doença -, comenta em seu livro *O doente imaginado* que, conforme a assistência médica e a saúde da população melhoram, os pacientes se declaram mais insatisfeitos com os tratamentos. Citando o economista Amartya Sen, ele afirma: "Quanto mais um país investe em saúde, maior é a probabilidade de seus habitantes se considerarem doentes."[7]

Embora seja paradoxal, não é difícil compreender: toda e qualquer tecnologia existe para nos poupar trabalho e aliviar desconfortos. Da escada à roda, do antibiótico à inteligência artificial, estamos sempre buscando meios de aliviar nossa carga. Voltando à etimologia da palavra "sofrer", fazemos de tudo para não ter que levar nada nas costas. Quanto mais a tecnologia avança, menos precisamos aguentar. O resultado é que ficamos mal acostumados - e, pior, iludidos. Nossos padrões mentais (os gabaritos idealizados) se ajustam a esses avanços, criando expectativas ainda mais altas. Passamos a imaginar um mundo onde nenhuma dor nos aflige. A distância entre essa idealização e a realidade cresce e se torna, ela própria, uma fonte de sofrimento. Por isso parece que ele só aumenta.

Quando conseguimos abrir mão da ilusão da analgesia perfeita e entendemos que vamos sofrer, a dor parece menor. Em *Antropologia da dor*, David Le Breton cita um estudo em que pacientes que em breve passariam por cirurgias foram divididos em dois grupos. O primeiro grupo recebeu explicações detalhadas sobre a dor que sentiriam no pós-operatório, aprenderam exercícios de relaxamento para ajudar a aliviar as dores (ou seja, esperavam senti-las) e foram instruídos a pedir analgésico caso necessário. Os pacientes do segundo grupo, que não receberam a mesma orientação, se queixaram muito mais de dor no pós-operatório, pediram mais medicamentos e permaneceram internados por mais tempo.[8] Le Breton resume bem o fenômeno: "O medo de sofrer suscita um pavor nitidamente superior ao próprio fato de morrer. [A dor é] pior que a morte numa sociedade que já não incorpora o sofrimento nem a morte como dados da condição humana."[9]

Existe outro lado nessa história, no entanto. Aceitamos o sofrimento quando sabemos que ele é inevitável, mas, se vemos uma solução funcionando, nos tornamos menos tolerantes ao problema. Se existe remédio, ora, por que aceitar a doença? Não se resignar e lutar contra o sofrimento é legítimo. Do contrário, nos tornamos conformistas. O ensaio de 1891 de Spencer pode ser lido como certa apologia ao conformismo. Ele aponta que quando a educação se tornou mais acessível, no século XIX, as pessoas passaram a se queixar da falta de escolas muito mais do que se reclamava na Idade Média, quando a maioria era analfabeta. O mesmo, segundo ele, ocorreu com os direitos das mulheres: quanto mais conquistas, mais reivindicações. Fica implícito que, para Spencer, era hora de se contentar com o nível a que se havia chegado e parar de reclamar. No entanto, esses movimentos refletem o desejo humano de continuar avançando.

Isso ilustra bem meu ponto. Não devemos nos resignar diante do primeiro alívio que sentirmos, pensando: "Ah, já está bom assim. Antes era pior, vamos deixar por isso mesmo." Enfrentar o sofrimento é uma força transformadora, como já vimos. Contudo, também precisamos resistir à idealização ingênua de uma vida sem dor nem sofrimento.

Entre esses dois extremos – resignação de um lado, luta contra o sofrimento de outro –, a história humana é marcada pelo segundo caminho. Mas é bom saber que isso está longe de ser privilégio dos humanos.

Em busca de alívio

Os seres humanos fazem o possível e o impossível para reduzir o sofrimento. Desde bebês, quando começamos a chorar para não passar fome, até a vida adulta, quando criamos famílias, grupos, comunidades inteiras para escapar à solidão, boa parte das nossas ações tem o objetivo de aliviar algum fardo.

Quando observamos a natureza com mais atenção, notamos que todos os seres vivos têm estratégias para reduzir o sofrimento. Das mais simples bactérias aos nossos sofisticados primos chimpanzés, a busca de alívio é a regra.

As famigeradas placas bacterianas que se formam em nossos dentes, por exemplo, são uma estratégia engenhosa desses acéfalos organismos para se proteger. Eles se unem uns aos outros em comunidades e se revestem de substâncias protetoras que eles mesmos produzem, defendendo-se assim de antibióticos e outros remédios. Já as plantas, incapazes de fugir de seus predadores ou de esmagá-los com um tapa, desenvolvem mecanismos protetivos como a produção de resina. Essa substância não só serve como armadilha para insetos vorazes, mas também age como um curativo que bloqueia perda de água e protege contra fungos e bactérias. Além disso, o odor marcante das resinas afasta muitos predadores.

O sofrimento não vem apenas da relação com outros seres, como parasitas ou predadores. Ele pode ser causado também pela interação com o ambiente. Vários aspectos do meio externo – calor, frio, umidade – são fonte de desconforto que os animais aprendem a combater. Meu avô Otávio (que sempre aparece de alguma forma em meus livros) dizia, para meu espanto de criança, que o porco era um animal muito limpo. "Ele não fica na lama porque gosta de se sujar", explicava, "mas porque sente muito calor, e essa é uma forma de se refrescar." Além disso, a lama seca funciona como um protetor solar natural. Esse comportamento não é restrito aos porcos: javalis, rinocerontes e até elefantes também chafurdam para aliviar o calor.

Essas estratégias não são sempre conscientes: árvores e bactérias não pensam (ao menos não no mesmo sentido que nós) em produzir resina ou em se juntar em grupos porque antecipam ameaças. Mesmo mamíferos com cérebro grande, como os elefantes, comportam-se em grande medida por instinto. Mas, ao observar animais especialmente inteligentes, como chimpanzés e golfinhos, encontramos comportamentos tão sofisticados que é impossível não traçar um paralelo com nossa postura diante daquilo que nos incomoda ou agride.

Golfinhos da região de Shark Bay, na Austrália, são um exemplo de como a inteligência pode ser valiosa para reduzir o sofrimento. Ali, algumas fêmeas ampliaram seu cardápio ao pescarem em águas mais profundas, onde os peixes são mais nutritivos. O problema era que as rochas e os corais no fundo do mar machucavam o focinho. Até que uma delas teve uma ideia (e a palavra é mesmo essa, porque não se trata de um comportamento instintivo): revestir o focinho com esponjas do mar. Tal prática passou a ser ensinada pelas mães aos filhotes, permitindo acesso a alimentos que outros golfinhos não tinham.[10]

Entre nossos parentes mais próximos, os chimpanzés, é possível encontrar quase um balcão de farmácia. Cientistas ingleses identificaram em uma floresta de Uganda 17 espécies de plantas consumidas por esses nossos primos. A análise de dezenas de extratos dessas plantas revelou que praticamente todas têm propriedades antibióticas e quase um terço funciona também como anti-inflamatório. Os pesquisadores notaram que as mais potentes eram consumidas em maior quantidade pelos animais com maiores taxas de infecção.[11]

Conforme se ganha flexibilidade mental, o repertório de estratégias para aliviar o sofrimento cresce. Ao mesmo tempo, cresce nossa necessidade de encontrar explicações para o que está acontecendo.

Vamos dar uma olhada mais de perto nessa história.

Queremos explicações

O comediante Jerry Seinfeld tem uma ótima piada sobre os capacetes:

"Há muitas coisas que provam que o ser humano não é exatamente brilhante. Mas a minha favorita, de longe, é o capacete. Pensa só: a gente precisou inventar o capacete. Por quê? Porque estávamos fazendo várias coisas que rachavam nossa cabeça. A gente olhou para a situação… E, em vez de parar de fazer essas coisas, decidimos inventar um chapeuzinho de plástico para poder continuar com nosso estilo de vida 'rachador de crânios'. E o único negócio mais idiota que o capacete… é a lei do capacete. Que serve para proteger um cérebro que está funcionando tão mal que nem tenta impedir que a própria cabeça seja rachada."[12]

Assim como a esponja no focinho dos golfinhos ou a ingestão de plantas medicinais por chimpanzés doentes, as estratégias para evitar ou aliviar o sofrimento ganham uma nova dimensão quando a autoconsciência e a inteligência entram em cena. Não que os outros seres vivos não tenham inteligência, mas a capacidade de antecipar cenários e manipular ferramentas do *Homo sapiens* não tem paralelo conhecido. Essas características combinadas são, para o bem e para o mal, um superpoder quando falamos em inventar formas de lidar com o sofrimento.

Bactérias atacadas por antibióticos não se reúnem em sindicato ou cooperativa para elaborar um plano de defesa. Plantas não estudam química para aprender a sintetizar resinas que as defendam de predadores. Já os humanos, com sua capacidade cognitiva, identificam fontes de sofrimento no presente, acessam seu repertório de experiências passadas e, a partir daí, antecipam problemas, introduzindo planejamento e intencionalidade no combate ao sofrimento. Investigamos as causas e passamos a evitá-las. Observamos os sintomas e desenvolvemos tratamentos. O resultado desse movimento é a invenção de soluções: capacetes, luvas, rodas, martelos, mapas, GPS, remédios, democracia.

Quando estamos doentes, fazemos o mesmo movimento de investigação, observação e previsão. A partir de nossas vivências, das experiências culturais que carregamos, vamos criando hipóteses e formulando respostas. Surgem assim os primeiros *modelos explanatórios*: um conjunto de noções que explicam determinada situação clínica, suas causas, seus tratamentos e significados individuais e sociais, servindo-nos de orientação.[13] Conforme mais pessoas do grupo adotam o mesmo modelo explanatório, aparecem as primeiras formas de diagnóstico, dando origem então às "doenças populares" – aquelas definidas pela comunidade.

As definições dessas doenças não têm critérios muito rigorosos e variam bastante de lugar para lugar. Padecer de fome, calor ou em decorrência da destruição causada por uma tempestade não são situações que podem ser consideradas doenças, apesar de serem sofrimentos que a humanidade continuará enfrentando. Ou seja, nem todo sofrimento é entendido como doença. Essa classificação está reservada para situações em que há sintomas físicos ou comportamentais semelhantes nas pessoas, que passam a reconhecer aquele conjunto de manifestações e a tratá-lo de forma padronizada. O interessante é que as doenças começam a assumir significados simbólicos próprios, tanto morais como sociais e até mesmo psicológicos.

Todas as culturas e sociedades dividem seus membros em categorias – vivos ou mortos, ricos ou pobres, locais ou estrangeiros, bons ou maus, saudáveis ou doentes. Com maior ou menor grau de sucesso, algumas dessas categorias permitem transições, como a mobilidade social (passando de pobre para rico, ou o contrário) ou a cura (de doente para saudável).[14] À medida que ampliamos as estratégias para essa última transição, tentamos introduzir cada vez mais sofrimentos na categoria de doença, na esperança de encontrar remédios ou rituais para nos livrarmos deles.

Algo que, ao menos em parte, vem funcionando ao longo da história.

Terapias

Você já deve ter tomado algum remédio por conta própria, indicado por um parente ou após assistir a um vídeo na internet. Se nunca fez isso, considere-se uma exceção, pois, no Brasil, quase 9 em cada 10 pessoas se automedicam, segundo levantamento do Instituto de Ciência, Tecnologia e Qualidade Industrial realizado em 2022.[15] E não só no Brasil: estudos por todo o mundo mostram comportamentos semelhantes.

Sem querer minimizar os riscos ou justificar a prática, considero a automedicação compreensível. Afinal, é na esfera leiga que primeiro identificamos e lidamos com a maior parte dos nossos sofrimentos (sejam eles doenças ou não) e damos início às tentativas terapêuticas.

A palavra "terapia" vem do grego *therapeia*, que significa prestar serviço ou assistência. Não envolve necessariamente remédios ou intervenções na saúde. Como vimos, "sofrer" tampouco significa originalmente estar doente, e sim ter uma carga sobre si. Receber assistência (terapia) ao carregar um peso (sofrer), convenhamos, é um bálsamo. Talvez o termo *terapia* tenha se tornado cada vez mais sinônimo de *tratamento* à medida que *sofrimento* passou a ser associado a *doença*. Quando compreendidas como práticas de cura, todas as terapias estão inseridas em algum modelo explanatório de doença, e o modelo leigo é o primeiro a que recorremos ao notar que não estamos bem.

A família é quase sempre a primeira a ser acionada para dar essa assistência, daí serem tão comuns o chazinho da mamãe, a simpatia da vovó e o remedinho sugerido pela sogra. Estima-se que entre 70% e 90% dos cuidados com a saúde ocorram nesse contexto informal.[16] Práticas religiosas, rezas, simpatias, pegar dicas de exercícios ou de dietas específicas com conhecidos, tomar remédios que "funcionaram para fulano"... Quem nunca fez algo do tipo?

Quando o problema persiste, no entanto, o círculo se expande e buscamos ajuda fora do elenco de familiares e amigos, o que pode incluir uma variedade de atores. Benzedeiras, curandeiros, líderes religiosos, médiuns, tarólogos e terapeutas de práticas integrativas são exemplos de agentes de cura que, embora exerçam ofícios não baseados em ciência, podem ajudar de uma forma bastante específica, já que as curas populares começam a fazer efeito antes mesmo de qualquer intervenção concreta. Pelo simples fato de criarem uma narrativa para o sofrimento, darem um nome ao problema e sugerirem a possibilidade de existir algum controle sobre ele, elas já trazem algum alívio.

Esses agentes têm níveis variados de formação, raramente atuam em profissões regulamentadas e grande parte deles conta apenas com a sabedoria prática. Em geral, são próximos dos pacientes e usam linguagem simples, abordando não apenas aspectos biológicos, mas culturais, sociais, espirituais e até mesmo psicológicos. Com isso, ajudam as pessoas a inserir seus problemas em narrativas que apresentam causas, oferecem explicações e propõem soluções. É uma cura simbólica, baseada menos em medicamentos e mais na manipulação de representações e rituais.

O agente de cura apresenta-se como alguém que domina um sistema de crenças sobre o problema, sendo capaz de interferir nele. As explicações que oferece permitem aos pacientes se enxergarem nesse sistema, fazendo a ponte entre o que estão sentindo e a teoria sobre a doença. A partir daí, a experiência do sofrimento passa por uma transformação, que é a base da eficácia das curas simbólicas. Encontrar esses sentidos muitas vezes é mais importante para a eficácia do tratamento que as ervas, rezas ou pílulas.[17]

Essas práticas de cura popular são duramente criticadas por carecerem de validação científica. Suas intervenções não costumam ser testadas em pesquisas rigorosas – e, quando o são, não se mostram superiores ao placebo. Diante dessa realidade, há quem se pergunte: por que existe medicina alternativa, mas não engenharia alternativa? A pergunta faz sentido. Se a ciência é o melhor instrumento que temos para avaliar a eficácia de algo, por que aceitamos práticas sem comprovação científica?

A questão é que medicina não é "engenharia de gente". Quando sofremos, buscamos não apenas a cura, mas também acolhimento, compreensão, sentido e esperança. Para muitas pessoas, esses elementos são mais valiosos que a comprovação científica.

Ainda assim, iniciativas como a dos Estados Unidos, que obrigaram a indústria dos remédios homeopáticos a incluir no rótulo o aviso de que não há evidências científicas de que aqueles produtos funcionem, são importantes.[18] Eu sou defensor da medicina baseada em evidências, e as pessoas precisam ser informadas, mas há de se reconhecer que a maior parte do apoio a quem adoece se dá fora do sistema de saúde, sobretudo com a família e outros agentes informais.[19]

Mas por que será que, quanto mais ampliamos as possibilidades terapêuticas para o sofrimento, mais doenças parecem surgir? Para compreender isso, precisamos antes tentar definir o que é doença.

O que é doença

No início de seu ensaio sobre o câncer, a escritora Susan Sontag diz: "Todos que nascem têm dupla cidadania, no reino dos sãos e no reino dos doentes. Apesar de todos preferirmos só usar o passaporte bom, mais cedo ou mais tarde nos vemos obrigados, pelo menos por um período, a nos identificarmos como cidadãos desse outro lugar."[20] De fato, a doença é um destino inevitável para os seres humanos. Seja de passagem ou de mudança definitiva, é certo que em algum momento visitaremos o reino dos doentes.

Esse lugar, apesar de sempre presente na história humana, é difícil de definir. Mas, depois de nos debruçarmos sobre o que é sofrimento, precisamos buscar compreender o que é doença, se quisermos diferenciar um do outro. Afinal, sem um conceito claro de doença, fica complicado justificar a ação médica.

Hoje em dia pensamos em doença como algo que nos atinge, que "cai sobre nós", mas nem sempre foi assim. Na Antiguidade clássica, predominava a ideia de que a natureza vivia em harmonia e equilíbrio. Perturbações nessa harmonia faziam o corpo reagir para restaurá-la; a doença, nesse contexto, era justamente essa reação. Tal concepção, que colocava a doença não em uma parte do corpo, mas no ser como um todo,[21] foi central para a teoria dos humores, que atribuía a saúde ao equilíbrio entre sangue, linfa, bile e bile negra. Se houvesse desequilíbrio, apareciam doenças. Embora imprecisa, a medicina grega deu um passo crucial ao trazer a doença para o domínio natural, retirando-a do sobrenatural – o que serviu de base para o desenvolvimento científico posterior.

Séculos depois, inspirado por ideias gregas, o médico francês Claude Bernard (1813–1878) desenvolveu aquele que talvez seja o conceito mais influente de doença de todos os tempos. Ele propôs que os organismos, apesar de interagirem com o meio externo, são relativamente independentes dele e conseguem manter o equilíbrio interno pela ação de mecanismos automáticos (liberação de hormônios, filtragem do sangue, frequência cardíaca e respiratória, sudorese, etc.). Tudo isso funciona em conjunto para garantir a estabilidade – ou constância, em suas palavras – do meio interno, condição necessária à vida e à saúde. Quando esses mecanismos falham, surgem as doenças.

A ideia de "afastamento do funcionamento normal" para definir o que é doença foi usada também pelo patologista alemão Julius Cohnheim, contemporâneo de Bernard. Segundo ele, a doença seria um "desvio do processo vital normal, provocado pela ação de condições externas e pela reação das (...) capacidades reguladoras internas do organismo".[22]

Intuitivamente, mantemos um pouco dessas noções até hoje, associando palavras como *anormalidade* e *desequilíbrio* a doenças. Mas essas ideias podem ser enganosas. Se considerarmos *normal* simplesmente aquilo que ocorre com mais frequência (a normalidade estatística), então cáries dentárias, miopia e aterosclerose, por exemplo, não poderiam ser consideradas doenças, de tão recorrentes. Por outro lado, características raras, como cabelos ruivos ou sangue tipo AB, poderiam ser classificadas como doenças, caso adotássemos apenas esse critério.[23]

Da mesma forma, nem toda doença é consequência de um desequilíbrio. Algumas funções (temperatura, pressão arterial ou glicemia, por exemplo) são mantidas dentro de limites precisos, e seu descontrole indica problemas. Mas outras capacidades, como locomoção, imaginação ou mesmo criatividade, não têm parâmetros tão estritos, impedindo-nos de usar o equilíbrio como parâmetro de saúde.

E ainda: nem todo desequilíbrio pode ser considerado uma doença, não apenas porque há situações em que os limites são ultrapassados sem prejuízo, mas principalmente porque a ideia de doença não pode ser resumida a alterações de parâmetros biológicos. A doença é uma experiência qualitativa, não apenas quantitativa.

Para explicar essa diferença, precisaremos de um capítulo inteiro.

Doença é um problema

Um exemplo muito claro de como a doença não pode ser definida apenas por medidas quantitativas vem do futebol. Sempre que os times brasileiros participam de campeonatos sul-americanos, os jogadores ficam receosos ao enfrentar os times bolivianos em La Paz. A cidade fica 3.650 metros acima do nível do mar, e nessa altitude a pressão atmosférica é muito menor. O ar fica mais rarefeito, o que diminui a disponibilidade de oxigênio. Com isso, é necessário produzir mais glóbulos vermelhos, as células que carregam o oxigênio até os pulmões. Como essa produção é demorada, os atletas sentem falta de ar. A mesma quantidade de glóbulos vermelhos no sangue considerada normal no Brasil significaria anemia para um morador de La Paz.

Para definir uma doença, não bastam números. É preciso levar em conta a relação do organismo com seu ambiente. Eu, que sou míope e tenho dificuldade para enxergar de longe, costumo dizer que se vivêssemos dentro de cavernas apertadas não existiria miopia – tudo estaria perto para enxergarmos. Se a caverna fosse escura, então, ter olhos poderia até ser considerado uma desvantagem. Aliás, há várias espécies de peixes que habitam em cavernas e, adaptados para a vida no escuro ao longo de muitas gerações, hoje em dia nem têm olhos.

O filósofo francês Georges Canguilhem (1904–1995), depois de muito filosofar, quis encontrar uma aplicação mais prática para suas reflexões e resolveu estudar medicina. Sua tese de doutorado, *O normal e o patológico*, é considerada até hoje um dos principais textos sobre as definições de doença. Ele é um dos grandes defensores da ideia de doença como *desadaptação*: "Não existe fato que seja normal ou patológico em si", afirma Canguilhem. Tudo depende de como o fato interfere na relação do organismo com o ambiente. "A anomalia e a mutação não são, em si mesmas, patológicas. Elas exprimem outras normas de vida possíveis",[24] prossegue. Se essas outras normas – ou modos de ser, agir e reagir – forem adaptativas, se não prejudicarem sua inserção no meio, sua fecundidade e estabilidade, mesmo sendo diferentes, ou "anormais", não serão consideradas patológicas.

Mas se algumas características forem prejudiciais, então poderão ser consideradas patológicas. Canguilhem chama esses prejuízos de "valores negativos", e contra eles a vida resiste para se manter viável. Não é a contagem de células que determina a anemia, mas a interação entre as células e a baixa quantidade de oxigênio, levando ao "valor negativo" que é a falta de ar. Assim, "o anormal não é o patológico. Patológico implica *pathos*, sentimento direto e concreto de sofrimento e impotência, sentimento de vida contrariada. Mas o patológico é realmente anormal".[25]

A definição quantitativa e meramente fisiológica do que é doença não tem sentido. Canguilhem cita uma interessante constatação do anatomista francês Xavier Bichat para concluir seu argumento. A fisiologia, segundo Bichat, estuda como o corpo funciona, enquanto a patologia estuda seu funcionamento inadequado. Definir o que não é adequado, contudo, é atribuir valores a sua forma de funcionar. Por isso é que nas outras ciências não existe o equivalente à patologia: "Existe patologia biológica, mas não existe patologia física, nem química, nem mecânica." Essas ciências descrevem como as coisas são, mas não dizem como deveriam ser. Na física, o que é, é. Na fisiologia, o que é pode ser um problema. Doença é um julgamento de valor, e à medicina cabe restaurar os valores positivos. "Para o médico, a vida não é um objeto, é uma atividade polarizada, cujo esforço espontâneo de defesa e de luta contra tudo que é valor negativo é prolongado pela medicina",[26] completa Canguilhem.

A definição que vimos neste capítulo é, para mim, uma das mais importantes. Pensando em transtornos mentais, como psiquiatra, os conceitos de *desadaptação* e *falta de flexibilidade* fazem muito sentido – mais para a frente veremos como eles ajudam a esclarecer os mitos com relação ao déficit de atenção, por exemplo.

Mas ainda faltam a esse conceito componentes importantes quando pensamos no que é uma doença. Consideremos a hipertensão arterial: trata-se de uma condição estatisticamente anormal, que implica desadaptação – pois reduz a flexibilidade de ajuste da pressão sanguínea –, e tal dificuldade de ajuste causa desgaste ao organismo, porém pode demorar muito para gerar algum sintoma perceptível. Assim como outros problemas, a hipertensão não se traduz em sofrimento durante anos – ou mesmo nunca. Isso significa que a hipertensão poderia não ser considerada uma doença? Ou será que poderia, já que conseguimos diagnosticar e tratar o problema muito antes de ele ser notado?

Qual o papel do tratamento na definição de doença? Esse aspecto será de fundamental importância para compreendermos por que a confundimos facilmente com sofrimento.

Doença tem tratamento

Dizem que se alguma coisa é um problema, tem que ter solução; se não tem solução, deixa de ser um problema. Talvez seja uma conversa motivacional um pouco simplista, mas pode ser útil na prática.

É claro que a ausência de solução não faz um problema desaparecer. Digamos que tenha caído uma chuva inesperada no dia do seu piquenique. Não tem um lugar coberto por perto e você nada pode fazer para que o sol apareça. A chuva deixa de ser um problema? Claro que não. No entanto, ela pode deixar de ser o foco da sua energia – ao admitir que não tem como controlar o clima, você pode direcionar seus esforços para coisas mais úteis, adaptar-se às circunstâncias em vez de gastar energia em vão.

Definir doença como um problema nos coloca diante de um dilema parecido. Se, do ponto de vista terapêutico, não há o que fazer para reverter uma condição, ainda assim a chamamos de doença? Ou reservamos essa nomenclatura para aquilo que conseguimos tratar?

É sabido que nem tudo o que tratamos é de fato doença – as intervenções estéticas, de cirurgias plásticas a aplicações de produtos químicos na pele, são grandes exemplos de tratamentos para não doenças. Mesmo as psicoterapias são utilizadas por muita gente perfeitamente saudável em busca de autoconhecimento, aperfeiçoamento pessoal e orientação profissional. Ou seja, não basta ser objeto de tratamento para ser considerado doença.

Por outro lado, existem problemas de saúde para os quais não existem tratamentos. A anencefalia (quando o feto se forma sem um cérebro) é uma condição 100% fatal, para a qual não existe solução. A maioria das crianças morre no útero ou logo após o parto, e, embora medidas de suporte possam prolongar a sobrevida em casos excepcionais, dificilmente ela passa de alguns dias. Não existe dúvida de que a anencefalia é uma doença – dramática, inclusive –, e, como ela, existem várias outras que continuam sendo assim classificadas, mesmo que não possam ser tratadas.

Ainda assim, existe uma forte associação intuitiva entre doença e tratamento. Os exemplos citados são exceções que nos mostram que a regra não é absoluta. Não seria errado dizer que, quase sempre, o conceito de doença é o que "estabelece alicerces em que assentar cada fase da atividade médica (...) fundamentando, assim, eventuais indicações terapêuticas. O conceito de doença possibilita a ação médica", como coloca o filósofo brasileiro Leônidas Hegenberg.[27]

É importante refletir sobre isso não para deixarmos de chamar de doenças condições sem tratamento, nem para impedir o tratamento de pessoas que, mesmo saudáveis, venham a procurar ajuda. Mas é importante termos consciência de que somos movidos pela ideia de que "doença tem tratamento, tratamento é para doença" para que essa intuição não venha a nos iludir.

Vejamos dois casos muito similares. Ambos são homens adultos, saudáveis, sem queixas clínicas, submetidos a exames de rotina. Nenhum dos dois se sente mal ou apresenta qualquer sintoma. Os testes revelam que um deles está com a pressão arterial elevada e que o outro tem o nível sanguíneo de vitamina D abaixo do padrão atual. São duas condições que, até o início do século XX, sequer seriam diagnosticadas, pois as tecnologias para detectá-las ainda estavam longe de se tornar corriqueiras.

Ambas preenchem vários critérios do que são doenças: são anormalidades estatísticas, alterações na fisiologia normal e passíveis de tratamento. Logo, é fácil concluir que deveríamos testar e dar remédio para os dois homens, certo?

Errado. A medida de pressão arterial é recomendada amplamente para todos os adultos, mesmo sem queixas clínicas ou histórico familiar, porque o exame é muito simples, inócuo, e o problema que ele detecta é crônico e com evolução ruim quando não tratado.[28] Por outro lado, embora as cápsulas de vitamina D sejam amplamente utilizadas, não há evidências de que fazer testes em adultos saudáveis traga benefícios para a saúde, não sendo recomendada sequer sua reposição para todos, a não ser em casos de deficiência grave ou para quem tem condições específicas – como pessoas que tenham se submetido a cirurgia bariátrica ou estejam impedidas de se expor ao sol (como pacientes acamados). O consumo indiscriminado de cápsulas de vitamina D, além de não trazer benefícios, está associado a efeitos colaterais gastrointestinais e risco aumentado de doença renal.[29]

Embora sejam semelhantes em vários aspectos, a pressão um pouco mais alta é uma doença, mas a vitamina D um pouco mais baixa, não. Não basta ter características como ser uma anormalidade estatística, representar uma alteração em exames ou ser tratável por medicamentos para dizermos que algo é doença. E, mesmo que a deficiência grave de vitamina D possa ser um problema clínico, essa condição não se resume a um teste laboratorial; os testes mostram apenas números, por si sós não fazem diagnósticos. É preciso que o médico analise e contextualize os dados. Ou, como aponta Canguilhem: "Um microscópio, um termômetro (...) não podem conhecer uma medicina que o médico porventura ignore." O diagnóstico, como vimos no capítulo anterior, representa a identificação de um estado que se desvia de uma norma, mas não apenas do ponto de vista objetivo, já que, objetivamente, "só se podem definir variedades ou diferenças, sem valor vital positivo ou negativo".[30] O valor que atribuímos a essas diferenças, subjetivamente as considerando boas ou más para a vida, é que vai definir se são ou não doenças.

O excelente frasista Millôr Fernandes disse que "a medicina está fazendo tais progressos que já descobriu várias curas para as quais não há doenças possíveis".[31] Ao ignorarmos a subjetividade inerente aos processos patológicos, caminhamos exatamente nessa direção, inventando doenças apenas porque descobrimos novos testes laboratoriais e novas drogas para modificá-los. Não podemos ignorar a subjetividade inerente aos processos patológicos. *Pathos*, em grego, significa sofrimento, afeto negativo. "Patético" é o que inspira piedade, que dá dó. "Patológico" é o que causa sofrimento. Levar isso em conta nos mostrará finalmente como confundimos sofrimento e doença.

Doença traz sofrimento

Retomando o que vimos até aqui sobre o que nos faz sofrer e o que é doença, concluiremos que as más condições de saúde nos impõem um sofrimento duplo. Afinal, são alterações fisiológicas que afastam nosso organismo do seu melhor funcionamento, o que nos prejudica. Isso por si só já faz sofrer. Mas além disso temos consciência do que é saúde, e nos vemos afastados desse estado prévio em que tudo parecia ir bem em nosso corpo. A percepção dessa distância acrescenta uma camada extra de sofrimento. Como diz o cirurgião francês René Leriche, "a saúde é a vida no silêncio dos órgãos". Vivemos tão acostumados com esse silêncio que nem o percebemos, até que ele é quebrado pelos ruídos de algo que não vai bem. Por isso Leriche conclui que doença é, "sobretudo, aquilo que nos faz sofrer".[32]

No entanto, esse sofrimento tem um papel extremamente importante, porque nos desperta para o que pode estar errado com nossa saúde. É ele que transforma doentes em pacientes. Ser paciente significa, literalmente, ter paciência, saber esperar, manter-se sereno quando as condições são adversas. Ou seja, ser paciente é passar por algum sofrimento.

O psiquiatra americano Frederick Redlich levava em conta a intensidade de tal sofrimento para fazer uma distinção entre diferentes papéis que o doente assume. Quando avaliamos a situação como leve, passageira e sem prováveis consequências graves, não costumamos procurar médicos. Para Redlich, se não recorremos a um atendimento, nem deveríamos ser considerados doentes. Mas quando o sofrimento é maior, difícil de aguentar ou nos parece ameaçador, aí, sim, assumimos o papel de doentes – ao procurar um médico, nos tornamos pacientes.[33]

De fato, essa é a missão da medicina desde sempre. Como coloca o médico e autor sul-africano Cecil Helman: "Desde a Antiguidade, a abordagem central da medicina tem sido humanitária: isto é, sua principal preocupação tem sido tratar a doença, melhorar o bem-estar e aliviar o sofrimento e a dor dos seres humanos utilizando todos os meios possíveis à sua disposição."[34] Ou, como lembra Canguilhem, "a medicina existe porque há homens que se sentem doentes, e não porque existem médicos que os informam de suas doenças".[35]

O poeta John Donne traduz essa sensação de não estar bem, de sofrer (antes mesmo de termos um diagnóstico), em sua meditação *Insultus morbi primu*.

> Variável, e, por isso, miserável condição do homem; neste minuto, eu estava bem, e estou doente, neste mesmo minuto. Sou surpreendido por uma mudança súbita, uma alteração para pior, sem causa que eu possa apontar, sem nome que eu possa dar. (...) somos previamente afligidos,

> superafligidos, por essas suspeitas, essas apreensões de enfermidade antes mesmo de podermos nomeá-la como tal. Não temos certeza de que estamos doentes; uma das mãos pergunta à outra sobre o pulso, e nossos olhos perguntam à urina como estamos.[36]

Esse mal-estar subjetivo é transformado pela linguagem objetiva da ciência em diagnóstico, quando então entra em cena a doença propriamente dita. Helman completa:

> Para conseguir isso, a medicina moderna baseia-se na racionalidade científica, pela qual todas as suas suposições e hipóteses devem poder ser testadas e verificadas sob condições objetivas, empíricas e controladas. Os fenômenos relacionados à saúde e à doença só se tornam "reais" se puderem ser observados objetivamente e medidos sob essas condições.[37]

Mas fica claro que a consciência do sofrimento é indissociável da experiência do adoecimento e fundamental como forma de alerta. É como a dor: um sinal de alarme desagradável (como um bom alarme deve ser) que dispara sempre que nossa integridade é ameaçada.

Pensar um pouco mais sobre a dor, a propósito, será uma excelente forma de aprofundarmos a compreensão da relação entre sofrimento e doença e, a partir daí, entendermos como passamos a tentar medicar o sofrimento.

Mas antes de avançarmos, vale a pena arriscar uma síntese do que é, afinal, uma doença. Juntando tudo o que vimos até aqui, podemos dizer que doença é uma experiência que nos prejudica e traz sofrimento, cuja origem é alguma alteração no funcionamento habitual do organismo que interfere em seu equilíbrio. É estatisticamente anormal e requer algum tipo de tratamento. Sempre haverá exceções a qualquer definição abrangente, mas creio que, com essas linhas gerais em mente, podemos seguir em frente.

Agora, a dor.

Onde dói?

Certa vez eu estava no hospital escrevendo prescrições para pacientes, em minha mesa, quando senti um tapa nas costas. Olhei para trás e não tinha ninguém. Ao tentar retomar o trabalho, percebi que um incômodo se instalara em minha região lombar. Era o começo de uma cólica renal. Não sei se você já teve esse problema, mas é uma dor difícil de descrever. Lembro que fui até a sala dos médicos e os colegas tentaram me medicar com o que havia disponível naquele hospital, mas a dor só aumentava. Em determinado momento, tive a clara sensação de que, se aquilo não passasse, até a morte seria melhor.

Não era exagero. A dor do cálculo renal é tão forte que, na Antiguidade, as pessoas arriscavam a vida submetendo-se a um procedimento chamado "talha" – literalmente, um corte na barriga para tentar retirar a pedra das vias urinárias. Isso num tempo em que não havia assepsia, anestesia nem antibióticos. Imagino que o alívio viesse, na maior parte das vezes, pela morte, e não pelo sucesso da cirurgia. O risco era tal que o juramento original de Hipócrates proibia os médicos de realizar o procedimento. No auge da minha crise, eu certamente arriscaria a talha se vivesse na Grécia Antiga.

A dor, muitas vezes o primeiro sinal evidente de que algo não vai bem, estabelece uma ponte entre o orgânico, o psicológico e o social.

No dia a dia, não nos damos conta de quantos aspectos estão presentes na dor, mas experimente consultar um médico para ver a lista de perguntas que ele fará. Qual a localização exata da dor? Consegue apontar com o dedo onde dói? Qual a característica dela: parece que está queimando, apertando, furando, rasgando ou latejando? Quando começou? É contínua ou intermitente? Quanto tempo dura? Alguma coisa traz alívio? De 0 a 10 que nota você daria para a intensidade? Isso para ficar apenas nos aspectos clínicos.

Do ponto de vista psicológico, a dor tem vários componentes importantes. Há um aspecto cognitivo, pois ela desperta nossa atenção e a dirige para a fonte da lesão. Além disso, refletimos sobre o que pode estar acontecendo, imaginamos causas e soluções; buscamos na memória eventos semelhantes; avaliamos a gravidade e antecipamos possíveis desdobramentos.

Nossos comportamentos também mudam: a energia é reduzida, direcionamos nossas ações principalmente para o que pode nos trazer alívio, encontramos posições menos desconfortáveis, evitamos o que possa piorar, limitamos o contato com os outros.

E há o fator emocional, evidentemente: ficamos preocupados, incomodados, tensos, chateados. Uma dor de barriga um pouco mais forte já é suficiente para estragar o dia, nos deixando prostrados com aquela impressão de que nunca vamos melhorar. Basta que ela se prolongue para derrubar o humor, quando qualquer coisa nos irrita.

Todos esses aspectos são influenciados pela cultura, que reúne componentes sociais e antropológicos da dor. Apesar de sua origem orgânica, sua experiência é tudo menos objetiva. Dependendo do contexto, ela pode ser interpretada como sinal de bravura, amadurecimento, desenvolvimento, castigo. Pode ser vista como merecida ou injusta, chegando a ser desejável. Pense nas mulheres que optam por não receber anestesia durante o trabalho de parto – essa dor é revestida de um significado que nenhuma cólica renal tem. Ou, para trabalhadores esgotados, pode ser bem-vinda a dor que justifique uma licença médica.

Ao contrário do que imaginamos usualmente, a dor não é algo simples infligido a nós. Depois que um espinho espeta o dedo, esse estímulo precisa atravessar todas essas camadas de significados e interpretações antes de se tornar consciente. "Entre o excitante e o percebido, há toda a espessura do indivíduo como singularidade, história, pertencimento social e cultural", afirma David Le Breton.[38] Georges Canguilhem vai além ao afirmar ser importante que os médicos esclareçam aos pacientes seu papel ativo na dor, como no caso da doença ou do luto, em vez de dizer que ele "*recebe* ou *sofre* essa dor"[39] (grifo meu).

O sofrimento imposto pela dor é tão marcante que nossos antepassados mobilizaram os maiores esforços na busca por formas de aliviá-la ou eliminá-la, sendo talvez o principal objetivo buscado pelos primeiros tratamentos da humanidade. O desenvolvimento de remédios analgésicos está por trás do surgimento da própria indústria farmacêutica como a conhecemos.

Como nada vem sem consequências, descobriremos a seguir que a possibilidade de medicar a dor aumentou a intersecção entre sofrimento e doença, com implicações profundas e perenes.

Fugindo da dor

Para abordar os impactos do desenvolvimento tecnológico em nossa vida, nada melhor do que começar com o GPS.

A capacidade de localização espacial dos seres humanos foi fundamental para a espécie. Sair para caçar e saber voltar para a caverna garantia a sobrevivência não só do caçador, mas do bando inteiro. Um dia, alguém resolveu desenhar o seu entorno para ajudar a se localizar, criando o primeiro mapa. À medida que os mapas se desenvolviam, mais longe conseguíamos ir – e menos praticávamos a velha forma de orientação espacial sem ajuda. A memória espacial foi sendo substituída por uma nova habilidade, a capacidade visuoespacial, isto é, relacionar desenho e espaço. Até que surgiu o GPS. Agora, ao simplesmente ouvir "Vire à direita", "Siga em frente", estamos perdendo a habilidade de ler mapas. Não tem qualquer saudosismo aqui, apenas a constatação de que as tecnologias, ao nos poupar esforços, dispensam a prática de determinadas habilidades, que acabam se perdendo. Isso acontece com qualquer avanço.

Não foi diferente no caso do enfrentamento da dor.

Nossa espécie surgiu há cerca de 300 mil anos. Só podemos imaginar como era a vida naquela época dos caçadores-coletores, lidando com fome, ameaças naturais, predadores, guerras entre tribos. Além disso, a paleopatologia (estudo de doenças em restos humanos antigos) já identificou em esqueletos de antepassados nossos várias doenças dolorosas, como tumores ósseos, cáries e, claro, muitas fraturas.[40] Naquele tempo, havia pouco a fazer a respeito. Talvez mergulhar em água gelada trouxesse alívio; provavelmente um curandeiro sugeria esfregar ervas na região afetada ou fazer alguma oferenda aos deuses. Mas os resultados com certeza eram modestos. Restava-nos aguentar a dor.

Por centenas de milhares de anos tivemos que nos virar dessa maneira. Até que, cerca de 10 mil anos atrás, descobrimos que se alguém com dor ingerisse um tipo específico de papoula (*Papavum somniferum*), experimentava um alívio quase místico. "Por tentativa e erro, inspiração e observação, povos pré-históricos ao redor do mundo aos poucos encontraram e construíram um depósito de remédios naturais", explica o pesquisador Thomas Hager.[41] Civilizações antigas como egípcios e sumérios também encontraram as propriedades analgésicas da casca do salgueiro, que além de tudo baixava febres. Após milênios restritos a tratamentos mais próximos das curas simbólicas do que da farmacologia, a papoula e o salgueiro viriam a transformar para sempre nossa relação com a dor: a morfina, isolada da papoula pelo aprendiz de farmacêutico Friedrich Sertürner no início do século XIX, pode ser considerada o primeiro medicamento moderno, enquanto a manipulação dos salicilatos do salgueiro pelo jovem químico Felix Hoffmann criou a Aspirina da Bayer em 1897, praticamente dando início à chamada indústria farmacêutica.[42]

Não é difícil compreender o que aconteceu na sequência. Quanto mais fácil era nos livrarmos das dores, menos necessidade tínhamos de suportá-la e lidar com ela da maneira antiga. Se eu posso fazer desaparecer uma dor ingerindo um comprimido, para que me preocupar em pedir ajuda, mobilizar pessoas, encontrar significados, tolerar desconforto?

A crise dos opioides, que varreu os Estados Unidos nas últimas décadas, é um dos resultados mais dramáticos desse processo. Na década de 1990, foi lançado naquele país um medicamento derivado da morfina chamado OxyContin, amplamente divulgado entre os médicos e pacientes como a cura definitiva para dores e sem risco de criar dependência. O que transformou o medicamento no pilar central de uma crise de saúde pública, matando mais de meio milhão de pessoas, foi tanto o marketing agressivo do laboratório como os incentivos eticamente questionáveis para médicos. Mas eles só funcionaram porque a sociedade já tinha sido convencida de que a dor é algo que não se deve tolerar, sendo portanto um imperativo da ciência médica fazer o que fosse necessário para eliminá-la totalmente.

Não quero dizer com isso que haja mérito em suportar dores que podemos simplesmente debelar. A tecnologia, afinal, serve para nos poupar de trabalho, para nos livrar do *suffere* – da carga sobre nossos ombros. Mas é fato que, como aponta o antropólogo Le Breton, depois de ter se tornado "questão puramente médica, a dor perdeu, para muitos usuários, todo significado moral ou cultural; ela encarna o pavor, o inominável".[43] Quanto mais acessíveis os medicamentos, menor nossa resistência. Assim, a dor, essa experiência tão humana e tão múltipla em suas camadas, é progressivamente reduzida a um sintoma a ser tratado, o que a torna "hoje um nonsense absoluto, uma verdadeira tortura".[44]

Permita-me apresentar algumas habilidades que perdemos ao longo desse caminho.

Remédios insuficientes

Sei que parece um pouco de exagero dizer que éramos mais capazes de enfrentar a dor, como se os homens das cavernas não sofressem nem ficassem abatidos quando lhes aparecia um dente cariado até expor o nervo.

É possível afirmar com certeza que eles sofriam, já que também procuravam formas de alívio, ainda que primitivas. Aguentar a dor, no entanto, é uma habilidade que pode ser desenvolvida – ou perdida. Um número surpreendente de recursos é mobilizado nessa tarefa, para aliviar os diferentes aspectos da dor. Receber auxílio e cuidado, por exemplo, reduz o sentimento de desamparo e o medo de nos vermos incapacitados. Inserir a dor numa narrativa diminui a angústia de não sabermos o que está acontecendo e a ansiedade com relação ao prognóstico. Fazer alguma prática orientada por um curandeiro aumenta a sensação de controle sobre a situação, o que também traz conforto emocional. Imaginar um propósito para a dor a torna menos aflitiva, já que "a luta contra a dor exige a tranquilização inicial do medo que atormenta um paciente que não compreende a violência que o enfraquece. (...) o significado dado à dor não tem apenas valor de informação, mas também precede a ação e supõe que, identificada sua natureza, o meio de combatê-la é evidente".[45]

No entanto, o que é mais fácil: pedir ajuda, criar rituais, encontrar sentido, criar narrativas ou tomar um comprimido? A maioria de nós optaria pelo comprimido – e é o que temos feito. Quem se daria ao trabalho de abrir um desajeitado mapa, tendo um GPS à mão? Desaprender a ler mapas parece tão inevitável quanto desaprender a lidar com a dor.

Insisto que não é um erro usar a tecnologia. Só quero enfatizar que contar com ela é insuficiente. E arriscado.

O risco é evidente: nenhuma tecnologia é perfeita e tenho certeza de que você, como eu, várias vezes teve atendimentos cancelados porque algum sistema estava fora do ar, se perdeu em ruas da sua própria cidade porque o celular estava sem sinal ou não conseguiu finalizar uma compra porque a internet caiu. Da mesma forma, recorrer excessivamente a medicamentos para lidar com a dor nos deixa sem recursos quando eles não dão conta do recado. A despeito de todo o avanço da ciência, a prevalência de dor vem aumentando no mundo: com base em dados de 146 países e 1,6 milhão de entrevistas, pesquisadores concluíram que o percentual de pessoas que relatam sentir dor aumentou de 26,3% em 2009 para 32,1% em 2021, tanto em países ricos como pobres.[46] Quando a medicina não dá conta, esse "sofrimento fica, então, inteiramente a descoberto", segundo Le Breton. Porque negar significados ou valores à experiência dolorosa, simplesmente a condenando como um sintoma intolerável, "aumenta a vulnerabilidade de um homem sem resposta pessoal a seu sofrimento".[47]

Há ainda um segundo risco, que é o de sermos surpreendidos. Por testemunharmos tantos avanços em tratamentos, medicamentos e tecnologias em saúde, é fácil nos iludirmos e acreditarmos na promessa de uma vida sem dor, quase nos esquecendo que ela existe. Quando ela surge, então, pode nos pegar completamente desprevenidos. "O que é isso que está acontecendo comigo?", nos perguntamos, como se fosse uma vivência inesperada. Esse despreparo aumenta o sofrimento associado à dor. Por outro lado, quando sabemos que vamos enfrentá-la, podemos nos preparar – tanto psicológica como socialmente – e obter resultados bastante positivos. Os atletas, por exemplo, ao realizar treinamentos de alta intensidade, sabem que ficarão doloridos, e não só esperam que a dor surja como a enquadram de forma positiva: como sinal de progresso, de evolução. Os pacientes que foram avisados que teriam dores no pós-operatório, como vimos, sofreram menos com elas.

E pior: aquilo que nos surpreende tende a ganhar muito mais nossa atenção. E a dor (assim como as assombrações) se alimenta de atenção. Quanto mais pensamos nela, dedicando-lhe tempo e foco, mais intensa ela fica. Por outro lado, vários estudos comprovam o que nossas avós já ensinavam: se a gente se distrai, olha para outro lado ou pensa em outra coisa, a dor diminui. Se nos surpreendesse menos, portanto, a dor captaria menos nossa atenção e perderia muito de sua força.

Medicalizar a dor, então, trouxe ganhos, mas cobrou um preço. Ao tomá-la sob sua responsabilidade, a ciência médica imbuiu-se do compromisso de estudá-la com mais profundidade, compreendê-la melhor, destrinchá-la, desenvolver terapias, criar medicamentos, propor intervenções. As consequências preocupantes que apontamos até aqui não resultam do fracasso da medicina, mas testemunham seu sucesso: nos desacostumamos da dor, esquecemos seus atributos, não sabemos mais lhe dar sentido.

Embora nem toda dor gere sofrimento – ela pode ser motivo de orgulho num ritual de transição, sinal de evolução para um atleta ou prenúncio de realização para uma parturiente –, todo sofrimento é associado à dor. É ela que nos incomoda e sinaliza que algo está muito errado.

A dor é a peça central do sofrimento, e, ao delegarmos essa peça a cuidados exclusivamente médicos, inadvertidamente mandamos junto com ela o sofrimento como um todo. E, da mesma forma que aconteceu com a dor, podemos ter obtido algum alívio, mas também perdemos muito a capacidade de lidar com ele.

Antes de prosseguir, será útil compreender por que a dor é a peça central do sofrimento humano.

A dor da alma

Sofrer dói. Mente e corpo funcionam de forma integrada, e quando um não vai bem, o outro toma suas dores – literalmente. A vontade de chorar dá um nó na garganta, a angústia causa um aperto no peito, a ansiedade provoca dor de barriga. Por outro lado, as cólicas acabam com nosso bom humor, a enxaqueca atrapalha o raciocínio, uma topada no dedinho gera raiva instantânea.

Os estudos de neuroimagem, que revelam o funcionamento do cérebro, ajudam a entender como se dá essa relação. Quando levamos uma martelada no dedo, por exemplo, o estímulo é captado por receptores localizados na região atingida e viaja pelo sistema nervoso periférico até o cérebro. A porta de entrada é o tálamo, a partir de onde várias regiões do cérebro são acionadas ao mesmo tempo. O córtex somatossensorial mapeia o local onde está doendo, coletando informações sobre intensidade, temperatura e pressão, o que nos permite saber exatamente qual dedo foi atingido e ajuda a avaliar a gravidade da pancada. O córtex pré-frontal faz uma análise racional da dor, interpreta o contexto e analisa situações análogas do passado, guardadas na memória, para entender melhor o que está acontecendo. Essa função é dividida com a ínsula, que está envolvida em todo o processo (incluindo os componentes sensorial, emocional e cognitivo). O giro do cíngulo dá o tom afetivo da dor, integrando a ela emoções negativas. E, por fim, as amígdalas cerebrais modulam nossa resposta emocional ao processo.[48]

Não há dúvida, portanto, de que as dores do corpo se refletem na alma. E os estudos de imagem do cérebro mostram que o contrário também é verdadeiro: as dores emocionais doem no corpo.

Uma das condições mais aversivas para o ser humano é a de isolamento e de abandono. Situações assim são facilmente produzidas em laboratório e evocam uma grande resposta emocional, o que fez com que se tornassem modelos excelentes para neurocientistas. Em um estudo de 2003 que foi pioneiro do gênero, voluntários eram convidados a participar de um jogo virtual em que passavam a bola uns para os outros. As imagens cerebrais mostraram que quando as pessoas eram excluídas da brincadeira, não recebendo nenhum passe, o incômodo experimentado se refletia em maior ativação do córtex cingulado, o mesmo responsável pelo aspecto emocional da dor física.[49]

Mais surpreendente ainda foram os resultados de outra pesquisa, anos depois, feita com pessoas que pouco antes haviam sido deixadas pelo parceiro. Os pesquisadores registraram a atividade do cérebro dos participantes em duas situações: a primeira, colocando o braço em água quente até o limite suportável por cada um; a segunda, quando pensavam profundamente sobre a rejeição sofrida ao olharem fotos do ex-companheiro. Assim foi possível comparar a reação a duas origens diferentes de dor, constatando-se que, além da parte emocional, as regiões cerebrais dedicadas à avaliação sensorial dos estímulos também se ativavam. A parte posterior da ínsula e o córtex somatossensorial – relacionados à localização física de estímulos dolorosos – eram acionados tanto com o braço pelando quanto com a lembrança da rejeição amorosa, comprovando-se que a dor emocional dói tal qual a dor física.[50]

Agora pense comigo:

1. Um dos componentes principais do sofrimento é a dor emocional causada.
2. A dor emocional se mistura com a dor física em nosso cérebro.
3. A dor física pode ser tratada com remédios.

Isso não nos faz pensar se também não poderíamos utilizar analgésicos para aliviar o sofrimento? Pois os cientistas pensaram, e, ao testar essa ideia, encontraram resultados surpreendentes. E também um pouco preocupantes.

Analgésico emocional

A ideia de que o sofrimento poderia ser aliviado se reduzíssemos a dor física começou a surgir quando os estudos de neuroimagem mostraram que a dor emocional está interconectada com a dor física. Como ambas foram identificadas no cérebro, os cientistas então se indagaram se medicamentos analgésicos como o paracetamol, que age diretamente nesse órgão, seriam úteis no alívio do sofrimento. Eles então repetiram aqueles estudos de monitoramento do cérebro de pessoas em tarefas nas quais eram excluídas, mas com uma diferença: dessa vez, metade dos voluntários tomou 1 grama de paracetamol por dia durante três semanas. Ao monitorar as situações de conflito entre as pessoas, os pesquisadores notaram que aquelas que ingeriam a medicação relatavam se sentir menos sensíveis. Ao fim das três semanas, os voluntários passaram pela experiência de se sentirem excluídos no jogo de bola virtual, mas algo diferente aconteceu com os que tinham tomado o medicamento: apresentaram menor atividade neural nas regiões associadas à dor física que são acionadas durante a dor emocional. O remédio também reduziu diretamente a atividade das regiões cerebrais ligadas a processos afetivos da dor, como a ínsula posterior e a amígdala.[51]

Com menos dor, contudo, deixamos de receber algumas informações preciosas. Isso ficou claro em outro estudo que usou um modelo diferente para produzir dor na alma. Cada participante achava que teria uma foto pessoal sua avaliada por um painel de 120 jurados, que marcariam a foto como "gostei" ou "não gostei". Eles então viam imagens de cada um dos jurados e davam palpites, dizendo se achavam que aquele jurado tinha ou não gostado da sua foto. Na verdade, não havia jurados. Eram rostos gerados por computador e os votos eram divididos igualmente entre "gostei" e "não gostei". Nos primeiros 20 palpites, as pessoas achavam que sua foto seria mais apreciada do que era na verdade, levando a uma rejeição inesperada. Cem palpites depois, elas já tinham aprendido o padrão, e, nos últimos 20, suas expectativas já eram mais realistas, próximas dos 50% de aprovação. Isso acontecia com os voluntários que tomaram placebo. Os que tinham usado paracetamol não aprendiam com o erro, mantendo uma expectativa de aprovação irreal mesmo diante da rejeição evidente. Os cientistas acreditam que a analgesia emocional atrapalhou a compreensão da situação – sem a mensagem dolorosa, não houve aprendizado.[52]

E os efeitos inesperados do paracetamol não param por aí. Se você já viu uma pessoa levando um tombo daqueles e disse "Ai! Essa doeu em mim!", ou já se compadeceu de alguém cujo sofrimento testemunhou, não é difícil imaginar a importância dessa dor compartilhada. A capacidade de nos colocarmos no lugar dos outros e sentirmos a dor deles é o ingrediente principal da empatia. Pois há evidências de que a redução da dor com o medicamento reduz também essa habilidade de compartilhar o sofrimento alheio.

Num estudo em que os voluntários entravam num daqueles jogos de bola virtuais e não eram excluídos mas viam outras pessoas sendo isoladas e rejeitadas, quem havia usado paracetamol sentiu um desconforto menor e menos preocupação empática diante do cenário de dor social – eles não tinham a mesma percepção de dor nos outros e não achavam que o desconforto dos rejeitados era tão alto. O interessante é que, diante da descrição de situações de dores físicas em outras pessoas, a avaliação de quem estava medicado também era menor. Como a dor dos outros doía menos neles, sua capacidade empática era reduzida.[53]

Dor e sofrimento são mais do que sintomas. São sinais, mensagens, e podem ser muito importantes. Se simplesmente nos livramos deles com remédios, abrimos mão de algumas habilidades. Uma paciente escritora me relatou certa vez que o antidepressivo, ao reduzir sua melancolia, diminuía também sua capacidade de se compadecer dos outros, prejudicando sua escrita.

Por falar em melancolia e pacientes, precisamos entender de uma vez por todas o que são os transtornos mentais.

A mente adoecida

Vimos que definir doença não é tarefa fácil – nenhum critério consegue dar conta da experiência tão particular e ainda assim tão universal que é adoecer. Se já é complicado estabelecer a diferença entre as funções normais e as patológicas do nosso organismo, o problema se torna ainda mais complexo no caso das funções mentais.

No estudo dos problemas que afetam a mente humana, muito apropriadamente chamado de psicopatologia, costumamos investigar as funções psíquicas de maneira independente, uma a uma. Começando pelo grau de consciência, avaliamos se a pessoa está acordada, sonolenta, comatosa, checando linguagem, memória, raciocínio, humor e afeto. Até mesmo a motricidade da pessoa pode nos dar informações importantes. Essas funções são interdependentes e no dia a dia não as sentimos individualmente – elas funcionam como um todo integrado. Mas quando falham, na maioria das vezes isso não acontece com todas de uma só vez.

A memória, por exemplo, pode ser afetada individualmente, havendo muitos problemas de saúde que deixam as pessoas esquecidas, mas sem outras queixas. O raciocínio às vezes falha sem prejudicar o restante. Como num relógio, em que todo o funcionamento se altera se uma única engrenagem quebra, as funções psíquicas podem ser individualizadas, mas interferem umas nas outras. Se alguém perde a consciência, todas as outras funções são afetadas; quando o humor está mais baixo, a pessoa fica mais lenta, os padrões de pensamento se tornam mais negativos.

As doenças mentais podem ser compreendidas se nos lembrarmos do resumo que fizemos sobre a definição de doença em geral: uma alteração no organismo que interfere no seu equilíbrio e prejudica seu funcionamento, se encontra fora do normal, gera sofrimento e requer algum tipo de tratamento. Basta que a alteração afete as funções psíquicas. Assim como a definição de doenças em geral, esta é ampla e sujeita a lacunas. Além disso, veremos que nem toda alteração é patológica, nem toda doença causa sofrimento, nem sempre requer tratamento e assim por diante.

Há muitas formas de raciocinar do ponto de vista psicopatológico. É possível tentar simplesmente descrever os sintomas observados, sem fazer considerações sobre suas causas. Existe também a psicopatologia explicativa, que ao identificar sintomas já lhes atribui causas, como acontece com o modelo psicanalítico, o neurobiológico ou o comportamental. E a psicopatologia clínica busca correlacionar manifestações com diagnósticos propriamente ditos, a partir de observações como: sintomas que ocorrem juntos com mais frequência; evolução dos quadros marcados por determinadas alterações; duração das manifestações; e até resposta a tratamentos.

O grande desafio em todos eles é estabelecer critérios para diferenciar o que é apenas anormal do clinicamente patológico. Como vimos na discussão sobre doenças em geral, não basta fugir da média para que algo seja uma doença. Mas no caso do comportamento humano é muito comum associarmos as duas coisas. O que a escritora Susan Sontag percebe com relação ao panorama geral – "há uma tendência crescente a chamar de doença qualquer situação que se desaprove" – é agravado no caso dos comportamentos: a linguagem comum chama de "loucura" qualquer coisa que fuja do padrão, de "esquizofrênicas" as situações ambíguas, de "depressivas" aquelas que nos entristeçam, e assim por diante. Dizemos que criminosos são "doentios", que os vilões dos filmes são "psicopatas", que pessoas enérgicas são "bipolares" e que os tímidos são "antissociais". "A doença, que poderia ser considerada parte da natureza, assim como a saúde, tornou-se sinônimo de tudo o que era 'antinatural'", percebe Sontag.[54]

Ao longo da história temos feito muitas tentativas de evitar essas confusões, como veremos a seguir ao falar sobre as origens dos diagnósticos psiquiátricos.

A história dos nomes

Os problemas mentais são tão antigos quanto os seres humanos. Assim como a cárie ou a osteoporose, talvez fossem menos comuns em nossos antepassados, que tinham um estilo de vida bastante diferente do nosso, e vidas muito mais curtas. Mas em todos os grupamentos sempre houve gente que começava a se comportar de formas estranhas, fora de controle, por vezes até colocando em risco a própria vida ou a dos outros.

Não é de hoje que temos dificuldade para separar o que é só esquisito do que é de fato anormal. Existem comportamentos anormais que são aceitos em determinados contextos – é uma "anormalidade controlada" –, como em transes religiosos ou eventos carnavalescos. Mas a "anormalidade descontrolada" é sempre foco de atenção. Como diz Helman: "Não há cultura em que homens e mulheres permaneçam indiferentes ao comportamento errático, perturbado, ameaçador ou bizarro em seu meio, qualquer que seja o contexto culturalmente definido desse comportamento."[55] Do ponto de vista sociológico, o que a sociedade classifica como anormalidade descontrolada não é muito diferente do que a medicina classifica como transtornos psicóticos.

Num dos mais antigos documentos médicos de que se tem notícia, o Papiro de Ebers, de 1.500 anos antes de Cristo, os egípcios já reconheciam a existência de problemas comportamentais, os quais atribuíam ao mau funcionamento do coração por castigo dos deuses, sendo provável que os feiticeiros fossem encarregados dos tratamentos.[56] Os textos da Antiguidade Clássica também atribuíam uma origem divina para as perturbações, mas tinham uma compreensão menos orgânica da loucura, interpretando-a como "desequilíbrio da natureza 'psicológica' do homem".[57] Foi com o nascimento da medicina hipocrática que os transtornos mentais – assim como as doenças – perderam seu status divino: Hipócrates (470–360 a.C.) entende a loucura como resultado de um desarranjo orgânico, físico. Segundo esse entendimento, a harmonia entre o homem e os ambientes externo (representado pelo clima, pelos ares, pela temperatura) e interno (corporificado nos quatro humores: sangue, bile, linfa e bile negra) é determinante para a saúde, e seu desequilíbrio é a causa das doenças.[58]

Quadros com pouca gravidade, como depressão leve ou ansiedade generalizada, que atrapalhavam a vida do paciente sem impedir seu convívio em sociedade, possivelmente eram manejados com as práticas de cura simbólica. Como diz o historiador e ensaísta suíço Jean Starobinski:

> em certas situações de depressão e ansiedade o homem antigo se dirigia a outros além do médico. Ora recorria a cul-

tos de mistérios, ora ao filósofo. Se há na Antiguidade uma psicoterapia dos estados depressivos, é nos textos dos filósofos que a encontramos, na forma de exortações morais ou "consolações". O que são a maioria das cartas e dos tratados morais de Sêneca senão consultas psicológicas?[59]

Já para os casos mais graves, como as pessoas que perdiam o contato com a realidade por quadros psicóticos, essas abordagens não deviam ser tão úteis. "Sem dúvida, a 'clientela' de Sêneca não comporta psicoses", completa Starobinski. Tais pacientes terminavam por ser submetidos a algum tipo de restrição física, confinados a lugares que serviam mais como presídios do que como hospitais. Sua função não era tratá-los, mas mantê-los alienados – separados – da sociedade. O psiquiatra Jeffrey Lieberman chega a afirmar que "durante a maior parte do século XVIII, os transtornos mentais não eram considerados doenças; consequentemente, não entravam no campo de ação da medicina, não mais que o comportamento criminoso que levava o prisioneiro à penitenciária".[60] Essas instituições, contudo, tiveram um papel central na evolução do conhecimento médico.

Foi trabalhando em instituições asilares, verdadeiros depósitos humanos, que Philippe Pinel esboçou a primeira sistematização diagnóstica moderna da psiquiatria. Em seu livro *Traité médico-philosophique sur l'aliénation mentale ou la manie*, de 1801, ele divide os pacientes em quatro grandes grupos: mania, melancolia, demência e idiotia. Na mania ele enquadra todo paciente agitado, delirante ou violento; na melancolia, aqueles sem energia, desvitalizados, deprimidos; os dois últimos se referem a déficits cognitivos, fosse por perda (caso das demências), fosse por anormalidade no desenvolvimento mental (idiotia). A partir desse olhar médico, Pinel propôs uma separação efetiva entre os verdadeiros doentes e as pessoas detidas ali por outros motivos, como criminosos condenados, determinando um tratamento humanizado – por exemplo, abolindo a prática de acorrentar os doentes.

Estavam lançadas as bases do que viria a ser a Classificação Internacional de Doenças (CID) e o Manual Diagnóstico e Estatístico (DSM, na sigla em inglês) da Associação Americana de Psiquiatria, nos quais compreendemos como o sofrimento e a doença deram as mãos para nunca mais soltar.

Listas de doenças

Olhando em retrospecto, o surgimento de classificações de doenças na psiquiatria parece inevitável. O cérebro humano é uma máquina de reconhecer padrões – ou criá-los onde não existem. Todas as classificações que usamos, seja na divisão dos seres vivos (reino, filo, classe, ordem, família, gênero e espécie) ou na nomenclatura das nuvens (cirrus, stratus, cúmulos), se baseiam em agrupar o que nos parece semelhante por algum critério. A partir do momento em que alguém parasse para observar os doentes com atenção, em vez de apenas amarrá-los e lhes dar comida, seria natural encontrar alguns padrões.

Iniciado no fim do século XIX, por Pinel, esse movimento desde então não parou mais. No século seguinte, o psiquiatra francês identificou que em muitos pacientes agitados, com diagnóstico de mania, o quadro era cíclico, alternado com fases profundamente melancólicas. Pinel propôs então a *folie circulaire* (loucura cíclica), que hoje chamamos de transtorno bipolar do humor. Anos depois, o psiquiatra alemão Emil Kraepelin percebeu que alguns pacientes que eram inicialmente agitados com o tempo ficavam apáticos, vivendo no automático, sem afeto. A partir dessa percepção, ele cunhou o termo *dementia praecox* (demência precoce), que em pouco tempo foi reformulado e mantém até hoje o nome de esquizofrenia. As classificações se tornaram algo vivo, que seguem em mudança até hoje.

Não bastava criar os nomes das doenças, contudo. Era preciso estabelecer critérios claros para identificar quais pacientes tinham quais diagnósticos. Sem isso, persistiria uma grande heterogeneidade na prática clínica. Ainda no final do século XIX, a entidade International Statistical Institute sugeriu a primeira padronização dos registros de causas de morte, dando início ao empreendimento global de se criar uma classificação padronizada de doenças. A tarefa ganhou impulso definitivo na primeira metade do século XX, com a criação da Organização Mundial da Saúde (OMS), quando foi publicada a primeira edição da Classificação Internacional de Doenças (CID-1).

Mais ou menos na mesma época, por causa de dificuldades para identificar os soldados doentes inaptos para o serviço militar, o Exército americano criou um comitê para definir mais claramente as doenças, que resultou numa publicação chamada *Medical 203*. O livro trazia uma lista de 60 doenças e métodos para registrá-las, dando um pouco mais de objetividade aos diagnósticos. Notando a necessidade de padronização, a Associação Americana de Psiquiatria (APA) publicou em 1953 a primeira edição do *Manual diagnóstico e estatístico de transtornos mentais* (DSM-1), tomando por base o livro do Exército e trazendo uma lista de doenças, incluindo 106 condições médicas.[61]

Na metade do século XX já tínhamos, portanto, as duas principais classificações internacionais, o DSM e a CID. Ao serem confrontadas com o teste de realidade, no entanto, elas ainda se mostravam pouco confiáveis – não raro, dois médicos vendo o mesmo paciente e usando o mesmo manual davam diagnósticos diferentes.

Na segunda metade do século XX, quando os movimentos de contracultura começaram a questionar as autoridades constituídas, essa fragilidade prática da psiquiatria fez dela alvo de críticas pesadas, muitas das quais ecoam até hoje nos resquícios de um movimento conhecido como antipsiquiatria. Um dos autores mais influentes na época foi o psiquiatra húngaro Thomas Szasz (1920–2012), cujo livro *O mito da doença mental*, publicado em 1960, afirma que as chamadas doenças mentais não existem, que não são "realidades médicas como a diabetes e a hipertensão, e sim ficções inventadas pela psiquiatria para justificar a grande quantidade de terapias não científicas de eficácia desconhecida descarregadas nos pacientes".[62]

São afirmações quase ofensivas, não apenas para os profissionais da saúde mental, que lidam com pacientes, mas para qualquer pessoa sensível que vivencie a doença – como foi o caso do poeta Ferreira Gullar, que teve dois filhos com esquizofrenia. Em um de seus artigos sobre o tema ele denuncia o preconceito que sentia na pele afirmando:

> para os antimanicomiais, a esquizofrenia não é uma doença, como o é, por exemplo, a tuberculose ou a diabetes. Para eles, trata-se apenas de um "transtorno" psicológico, cujas causas estão fora do indivíduo: estão na família e na so-

ciedade. Família e sociedade que, para ocultar sua culpa, o internam.[63]

Ainda que exageradas, as críticas do movimento antipsiquiatria apontavam falhas reais nos métodos diagnósticos. Nos anos 1970, um famoso experimento realizado pelo psicólogo David Rosenhan nos Estados Unidos foi publicado com o título "On being sane in insane places". Para o estudo, Rosenhan e outros sete membros de sua equipe marcaram consultas em 12 hospitais psiquiátricos, queixando-se apenas de estar ouvindo uma voz que dizia palavras como "vazio" ou "tum", mais nada. De resto, só contavam a verdade. Os oito receberam o diagnóstico de esquizofrenia e acabaram internados. Na internação, todos agiam de modo normal, afirmando que a voz havia parado. Ainda assim, as internações duraram em média 19 dias (a mais longa durou 52 dias).[64]

Alguma coisa precisava mudar. Era hora de considerar o sofrimento.

O sofrimento entra na lista

Diante da enxurrada de críticas e ataques que vinha sofrendo, na década de 1970 a Associação Americana de Psiquiatria (APA, na sigla em inglês) vaticinou: "Nossa categoria encontra-se à beira da extinção."[65] O problema era que, ao contrário das outras especialidades médicas, a psiquiatria não havia desenvolvido um método científico com validade e confiabilidade para estabelecer seus diagnósticos.

Embora próximos, esses dois conceitos são diferentes. Validade é a capacidade de um instrumento identificar algo que realmente existe. Por exemplo, o diagnóstico para enxaqueca tem como critério apresentar pelo menos cinco crises de dor com duração de 4 a 72 horas, com pelo menos duas das seguintes características: dor de um lado só da cabeça, latejando, moderada ou forte, que piora com esforços físicos, acompanhada por enjoo ou aumento de sensibilidade a luz e som. Quem tem enxaqueca (como eu) sabe que esse quadro existe de fato, exatamente como descrito, então o critério tem boa validade.

Já para ser confiável o instrumento deve dar resultados consistentes, o que pode ser medido de maneiras distintas: várias pessoas aplicando o mesmo teste em um mesmo paciente devem chegar ao mesmo diagnóstico; ou então o mesmo profissional aplicando um teste a um mesmo paciente em momentos diferentes também deve obter o mesmo resultado. Isso claramente faltava à psiquiatria. O estudo International Pilot Study of Schizophrenia, publicado pela Organização Mundial da Saúde também na década de 1970, mostrou que os mesmos pacientes com quadros psicóticos recebiam diagnósticos diferentes dependendo de quem os avaliava. Por exemplo, enquanto psiquiatras americanos chegavam a mais diagnósticos de esquizofrenia, seus pares ingleses chegavam mais aos de transtorno bipolar.[66]

Com o intuito de aumentar a confiabilidade e a validade dos diagnósticos e assim alcançar o respeito da comunidade médica e da sociedade, a APA deu início aos trabalhos para reformular seu manual (o DSM), então na segunda edição. Optou-se, para isso, por abandonar as bases psicanalíticas que fundamentavam o DSM e adotar uma postura muito mais descritiva, com critérios mais objetivos. Os critérios passaram a ser mais parecidos com os que vimos para diagnosticar enxaqueca: o paciente tem que apresentar tais sintomas, por tanto tempo, com algumas características, para então receber determinado diagnóstico.

Além dessa formalização, o DSM III, publicado em 1980, consolidou o uso do termo transtorno (*disorder*, em inglês) em lugar de doença para se referir aos diagnósticos. Essa opção, que foi seguida posteriormente pela Classificação Internacional de Doenças e perdura até hoje, refletia o fato de que, embora sejam entidades clínicas reais, identificáveis, prejudiciais e tratáveis, os transtornos, ao contrário das doenças, não têm uma causa bem definida, não são diagnosticados por alterações laboratoriais ou anatômicas e têm origem multifatorial.

A diferença é parecida com a distinção que o médico Eric Cassell faz entre *illness* (mal-estar, perturbação, desconforto) e *disease* (patologia): "A patologia é algo que um órgão tem; a perturbação é algo que uma pessoa tem."[67] De forma similar, o transtorno inclui não só a disfunção, mas o significado da situação, a resposta subjetiva do paciente e de seu entorno. Esse reconhecimento torna o tratamento mais aberto a intervenções não exclusivamente biomédicas, levando em conta aspectos psicológicos e sociais no surgimento do problema e os tornando, portanto, alvos de intervenção.

Um desafio extra, que se tornou um marco na história da psiquiatria, foi retirar a homossexualidade do rol de doenças. Até então, ela era incluída como uma perversão por conta das bases psicanalíticas do DSM. Robert Spitzer, psiquiatra responsável pela coordenação dos trabalhos, encontrou uma solução. Ele percebeu que um dos aspectos essenciais do adoecimento vinha sendo ignorado pelos sistemas classificatórios: eles não faziam menção ao sofrimento. Spitzer então propôs que, para que algo fosse considerado doença, deveria causar sofrimento ao indivíduo, ou pelo menos reduzir sua capacidade funcional. Isso retiraria o rótulo de patológico da homossexualidade ("Ficou claro para mim que o fato de ser homossexual não diminuía a capacidade da pessoa de atuar socialmente de forma eficaz em alto nível", afirmou Spitzer).[68] Ao mesmo tempo, ele apresentava uma forma de diferenciar características peculiares de sintomas clínicos. Esquisitice deixava de ser doença.

Esse mesmo critério foi adotado pela CID, e até hoje todas as classificações exigem que, para se estabelecer um diagnóstico, os sintomas causem prejuízo significativo em algum aspecto – pessoal, social ou ocupacional. Por um lado, isso nos impede de chamar de patológico qualquer comportamento estranho; por outro, cria uma brecha para que qualquer sofrimento dispute o título de doença.

Precisamos avançar mais para evitar essa confusão.

Doença e sofrimento

Decidir se um osso está quebrado ou se uma pessoa está gripada é algo relativamente fácil: aprendida a técnica adequada, basta aplicá-la ao paciente e estabelecer o diagnóstico. Definir se alguém é hipertenso ou diabético tampouco é complicado: mede-se a pressão arterial ou a glicemia e compara-se com os valores normais. Nesses dois exemplos há uma diferença, no entanto. No segundo caso, é preciso antes entrar num consenso sobre o que é o valor normal. Essas definições são artificiais, mas não arbitrárias. A medicina se ampara em justificativas estatísticas – definindo os valores da maioria das pessoas – e em critérios de risco, pois acima de determinados valores aumenta a probabilidade de ter problemas.

Quando nos voltamos para os transtornos mentais, esses limites ficam menos nítidos. Temos poucos elementos objetivos, como uma radiografia ou um exame de sangue, e ainda mais dificuldade para definir onde fica a linha que separa o normal do patológico.

A saída encontrada nas classificações atuais (levar em conta o prejuízo significativo) é uma forma de incluir o critério de adaptação e funcionalidade que Canguilhem adotava para as doenças em geral. Lembre-se de que para ele nada era patológico em si, as mudanças é que podiam ser prejudiciais aos seres vivos. A doença traz um novo modo de ser e funcionar, uma nova "norma", segundo ele, mas que é "uma norma inferior, no sentido de que não tolera nenhum desvio das condições em que é válida, por ser incapaz de se transformar em outra norma".[69] Na depressão, por exemplo, há uma nova forma de reagir ao entorno, focando principalmente nos aspectos negativos da realidade, enfatizando o que é ruim e não conseguindo valorizar o que é bom. Ao contrário da tristeza ou mesmo do pessimismo normal - em que olhamos o que é negativo, mas somos capazes de também reconhecer o que é bom, se nos esforçarmos –, a depressão contém perda de flexibilidade, uma incapacidade de variar a "norma". Daí ela ser considerada patológica.

Podemos colocar os comportamentos num gráfico, em que o eixo vertical identifica o nível de normalidade, estatisticamente falando. Quanto mais para o alto, mais comum e corriqueiro. No eixo horizontal, graduamos quão prejudicial é o comportamento. Quanto mais para a direita, mais funcional, adequado, isto é, menos prejudicial. Terminamos com um gráfico como na Figura 1.

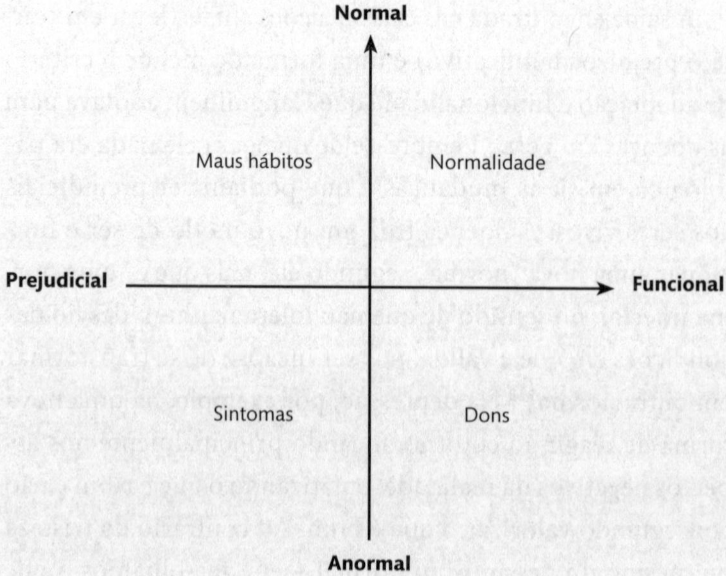

Figura 1 – Quadrantes de comportamentos

Definimos assim quatro quadrantes de comportamentos:

Maus hábitos – Comportamentos que, apesar de normais, são ruins para nós, tais como sedentarismo, consumo excessivo de alimentos processados, sono insuficiente.

Normalidade – Comportamentos normais e funcionais que não chamam a atenção nem prejudicam. São o equivalente à "vida no silêncio dos órgãos", como dizia Leriche sobre a saúde em geral.

Dons – Comportamentos fora do padrão, estatisticamente anormais, mas funcionais e que não causam prejuízo. Por exemplo, pessoas que se desviam da média por serem muito inteligentes ou muito fortes, pintarem muito bem, etc.

Sintomas – Comportamentos fora do padrão que prejudicam e causam sofrimento. Em determinados conjuntos e intensidades, determinam os transtornos mentais.

Nas doenças em geral, o prejuízo é avaliado na relação com o ambiente. Pode ser o ambiente externo (uma perna quebrada dificulta a locomoção, a miopia prejudica a visão, a anemia dificulta a captação de oxigênio do ar) ou o ambiente interno (a diabetes impede a glicose do sangue de entrar nas células para gerar energia, a hipertensão destrói aos poucos o revestimento dos vasos sanguíneos). Nos transtornos mentais, o sofrimento ocorre pelo prejuízo causado na relação com os outros (como nos casos do medo excessivo de passar vergonha ou na certeza de estar sendo perseguido) ou consigo mesmo, como na dificuldade de se livrar de pensamentos repetitivos ou de controlar o impulso de usar certas substâncias prejudiciais.

A doença, portanto, de fato faz sofrer. Mas nem todo sofrimento é tão fora do normal ou tão prejudicial a ponto de ser considerado uma doença.

No início dos anos 2000, foi publicado um artigo no jornal da Associação Médica Canadense com diagnósticos psiquiátricos feitos nos personagens da turma do Ursinho Pooh. O protagonista teria transtorno do déficit de atenção; o Leitão, ansiedade generalizada; o Ió, distimia (transtorno depressivo persistente), e por aí vai.[70] Até hoje tem gente que acredita nesses diagnósticos, mas o trabalho na verdade era uma sátira, criticando justamente a facilidade de se atribuir rótulos a partir de recortes de comportamentos.

Mesmo que não requeira tratamento, contudo, é importante dar atenção e cuidar de quem sofre. Caso contrário, uma dor normal pode muito bem virar uma doença, como veremos agora.

Sofrer adoece

A associação entre sofrimento e adoecimento é forte não só porque a doença traz sofrimento, mas também porque sofrer adoece. É uma via de mão dupla.

Já vimos que o sofrimento atua como uma sirene, um sinal de alerta de que algo está nos ferindo, perturbando, machucando. Não é por acaso que sofrer é incômodo: trata-se de uma forma de nos impulsionar para modificarmos as coisas. Toda mudança exige esforço. Precisamos gastar energia, num movimento coordenado que envolve o organismo inteiro. Essa reação, que mobiliza diversos sistemas sob coordenação do cérebro para nos adaptar a transformações, é chamada de estresse. É uma reação fundamental para a sobrevivência, pois ajusta pressão sanguínea, velocidade de respiração, tensão muscular, foco e raciocínio para que consigamos superar ou contornar os obstáculos que nos tiram do equilíbrio rotineiro.

A reação de estresse se dá de duas formas: uma imediata, com efeitos quase instantâneos para fugir do perigo iminente, e outra mais lenta, cujos efeitos sustentados nos permitem lidar com a situação de forma mais duradoura.

Assim que o cérebro nota uma ameaça, antes mesmo de termos consciência da situação, a glândula adrenal libera no sangue o hormônio adrenalina. Imediatamente a pulsação acelera, o açúcar no sangue aumenta e nossa atenção se aguça. Ao mesmo tempo, a hipófise libera um hormônio que atua na parte externa da adrenal, estimulando a produção e secreção do cortisol. Essa resposta demora mais, podendo levar desde alguns minutos até horas. O cortisol aumenta a produção de glicogênio no fígado como forma de estocar energia (necessária nessas situações) e diminui a entrada de glicose nos órgãos em geral, justamente para que haja mais energia disponível para o cérebro e os músculos. O cortisol também age no cérebro, facilitando a consolidação das memórias e ajustando a resposta do medo.

Originalmente, esse mecanismo foi projetado para disparar de vez em quando, de forma intermitente. Foi a modernidade que nos brindou com aquilo que conhecemos como estresse crônico. Com isso, as reações protetoras passam a se tornar prejudiciais. Ao aumentar a sensibilidade dos vasos sanguíneos à adrenalina, mantendo a pressão, o cortisol leva à hipertensão quando elevado por períodos prolongados. Se ficamos mais atentos e reativos às ameaças por um período, temos mais chances de sobreviver, mas se ficamos assim o tempo todo, acabamos desenvolvendo transtornos de ansiedade. A memória, inicialmente potencializada pelo estresse, é prejudicada conforme neurônios vão morrendo nessa situação. E se o foco nos problemas ajuda a resolvê-los de forma aguda, quando ele se torna crônico perdemos a capacidade de enxergar aspectos positivos nas situações, desenvolvendo depressão.

Isso tudo sem falar que o cérebro é o órgão que mais consome energia: embora sua massa represente apenas 2% do nosso peso corporal, ele consome 20% de toda a nossa energia. Mantê-lo estimulado e trabalhando dessa forma nos deixa fracos, cansados, com a sensação de que a bateria está acabando – claro, porque estamos gastando energia demais com o cérebro continuamente sob estresse.

É claro que a vida nos primórdios da humanidade não era só alegria (guerras tribais, ameaças de predadores, risco de fome, exposição à natureza selvagem), mas, apesar de extremos, esses episódios estressantes provavelmente eram pontuais. Hoje em dia, somos submetidos a estímulos que, embora menores em intensidade, são contínuos. Por exemplo: em cidades violentas, mesmo que a maioria da população não seja assaltada, vivemos o tempo todo com medo de assaltos. E, em qualquer lugar, o fluxo ininterrupto de mensagens, e-mails e notificações exige mudanças pequenas mas infinitas, tornando mais raros os momentos de real relaxamento.

Fica claro que o estresse não é um problema por si só, mas que fatores socioculturais influenciam a tal ponto a relação entre ambiente (externo e interno) e organismo que as adaptações exigidas se tornam maiores do que o corpo e a mente conseguem dar conta. O estresse ruim, nesse sentido, é uma síndrome ligada à cultura.

Mas o que isso significa?

Síndromes ligadas à cultura

Num famoso discurso de formatura, o escritor americano David Foster Wallace conta a história de dois peixinhos jovens que estão nadando e encontram um velho peixe. Ele pergunta aos dois como está a água, mas os peixes jovens estranham. "Água? O que é água?", perguntam. É fácil, diz Wallace, não nos darmos conta das coisas nas quais estamos mergulhados.

Esse é o caso da cultura. Ela molda, muito mais do que pensamos, nossos desejos, opiniões e medos, o que pensamos sobre vida e morte, o que consideramos ser sofrimento.

A influência da cultura é tão grande que certas condições psicológicas surgem apenas dentro de grupos culturais específicos, em resposta a situações particulares. Elas não são consideradas transtornos mentais, como depressão ou esquizofrenia, mas, por apresentarem sintomas e evolução característicos, são comumente chamadas de síndromes. O termo se refere a um grupo de sinais e sintomas que ocorrem juntos, determinando padrões clínicos recorrentes. Trata-se de uma descrição focada apenas em sintomas, sem necessariamente considerar a disfunção (como nos transtornos) ou suas causas (como nas doenças).

Essas manifestações refletem as crenças daquela cultura sobre o sofrimento, a ligação entre o transcendental e o corporal, e contextualizam os problemas de forma que façam sentido para aquela comunidade. Assim, conectam o que o sujeito sente com os elementos sociais que o afetam. Os exemplos são vários, muitos deles incluídos no capítulo "Conceitos culturais do sofrimento" da DSM-5. A *síndrome de dhat*, que ocorre no sul da Ásia, por exemplo, é a "explicação cultural para o sofrimento para pacientes com queixas de sintomas diversos, tais como ansiedade, fadiga, fraqueza, perda de peso, impotência", em que rapazes jovens acreditam ter perdido o sêmen. Ela chega a afetar 30% dos homens atendidos em clínicas gerais no Paquistão.[71] Já o *susto* ocorre principalmente na América Latina, sendo explicação para sintomas variados como perda de apetite, tristeza, sono agitado, dores, palidez, entre outros. A causa é um evento assustador que faz com que a alma deixe o corpo, prejudicando o funcionamento social dos afetados.[72]

Os exemplos podem parecer estranhos, mas vale lembrar que cultura é como sotaque: a gente só nota nos outros. Mas também estamos mergulhados nela sem perceber, como os peixinhos jovens de Wallace. É claro que as muitas situações adversas que vivemos em nossa realidade ocidental moderna também têm expressões comuns de sofrimento moldadas por nossa cultura – só não nos damos conta. A forma como sentimos e percebemos algumas dores no corpo e na mente podem ser consideradas novas síndromes ligadas à cultura.

Os exemplos são muitos. Pense na situação (muito característica da nossa sociedade) da mulher que reduziu o investimento em sua carreira para dedicar mais energia e tempo à criação dos filhos e à administração da casa. Quando todos crescem e vão embora, há uma mudança na dinâmica de sua vida que nem sempre é bem absorvida, muitas vezes levando a tristeza, sensação de perda de propósito e até uma revisão crítica de suas escolhas. Se você diagnosticou que ela está com síndrome do ninho vazio, entendeu perfeitamente o que é uma síndrome ligada à cultura. Esse diagnóstico não se sustenta como uma entidade clínica, não é uma doença, um transtorno ou uma síndrome formal. Mas é uma forma de compreender uma situação particular de sofrimento, desde suas causas até as manifestações mais comuns. Mais ainda: esse reconhecimento nos permite antecipar prognósticos ("Isso passa com o tempo, conforme a gente se acostuma") e até mesmo propor terapias ("Você precisa encontrar novos propósitos, se dedicar a si mesma").

Pode ser difícil se identificar com um exemplo tão específico, eu sei. Mas pense na aflição que hoje em dia quase todo mundo sente ao ficar afastado muito tempo dos celulares ou desconectado da internet. A inquietação cresce, vamos ficando ansiosos, com receio de deixar passar alguma coisa muito importante. O desconforto se acumula a ponto de interferir no nosso comportamento, nos levando a buscar alívio para esse sentimento encontrando um sinal de internet. Duvido que você não tenha se identificado pelo menos em parte com o que vem sendo chamado de FOMO, do inglês *fear of missing out*, ou medo de ficar de fora. Também não é uma síndrome clínica, mas é um rótulo que sintetiza muito bem um fenômeno atual que nos causa mal-estar.

Esses nomes que damos a problemas da vida moderna são resultado do processo de criar uma narrativa compreensível, resumida numa imagem – frequentemente num diagnóstico – para o sofrimento contemporâneo. Vício em chocolate ou em compras, assassinatos em série, *workaholism* (vício em trabalho) soam tão exóticos para os habitantes de comunidades tradicionais, não urbanizadas, como a síndrome de dhat ou o susto soam para nós.

Não será difícil, agora, compreender como o estresse pode ser considerado uma nova síndrome ligada à cultura.

Estresse

Para os japoneses e chineses, o número 4 é de mau agouro, porque em japonês, cantonês e mandarim a palavra "morte" é parecida com a palavra "quatro". O quarto dia do mês, portanto, é de azar (um pouco como nossa sexta-feira 13), o que os deixa mais preocupados. Podemos dizer que esse é um estresse – trata-se de uma pressão psicológica, afinal – culturalmente determinado. Mas isso não diminui o impacto que ele tem na vida das pessoas: quando se compara a taxa de mortalidade ao longo do ano de americanos caucasianos e americanos com origem asiática, descendentes de japoneses e chineses, os asiáticos têm um risco 13% maior do que os outros de morrer do coração no dia 4 de cada mês. Entre os que já eram pacientes cardíacos e estavam internados, o risco é 45% maior. Os pesquisadores que descobriram esse fenômeno o chamaram de Efeito Cão dos Baskerville, em referência ao caso em que Sherlock Holmes descobre que as vítimas de assassinato haviam morrido de susto.[73]

Nossas crenças têm mais poder do que imaginamos. E mesmo que não acreditemos no azar do número 4, basta termos crenças negativas a respeito do estresse para sermos afetados por ele. Num importante estudo feito sobre o tema, que mediu a presença do estresse, sua percepção e as crenças sobre ele, descobriu-se que se sentir estressado pode fazer mal, mas estar sob estresse e ainda por cima temer seus efeitos pode ser fatal. Quem relatava estar sob muito estresse não apresentava risco de morte maior do que os sujeitos mais tranquilos, mas quando a pessoa não apenas estava estressada como temia os efeitos do estresse, o risco de morte prematura aumentava 43%.[74] Mudar essas crenças, explicando que são reações normais e preparam o corpo para enfrentar desafios, reduz as crenças negativas sobre o estresse. Ensinar as pessoas a reconhecer os sinais e interpretá-los de forma positiva também as ajuda a se recuperar mais depressa de situações estressantes.[75]

Infelizmente, a visão predominante é de que o estresse está nos matando – ou ao menos nos maltratando muito e acabando com nossa saúde. Pelo menos um terço dos americanos acha que o estresse afeta a saúde de forma negativa. É uma percepção tão generalizada que, na linguagem leiga, "estresse" deixou de se referir às reações do organismo diante de desafios ou ameaças e passou a ter uma ampla gama de significados, abarcando situações de sofrimento contemporâneo que em princípio não teriam qualquer relação com a medicina ou com diagnósticos médicos. Seu significado leigo atual agrega, em "uma única imagem, um conjunto de sentimentos negativos, emoções e sensações físicas na presença de certas circunstâncias sociais, culturais e econômicas".[76]

É um movimento que, como em qualquer síndrome ligada à cultura, tenta explicar um conjunto de fenômenos da experiência humana que se tornam recorrentes em determinados lugares e períodos. Além de oferecer uma explicação, atribuir um diagnóstico a tais experiências fornece também o alívio de reduzir a responsabilidade pelo sofrimento. Não por acaso, o estresse se torna

> uma das metáforas mais amplamente usadas para o sofrimento humano, sendo especialmente uma metáfora que coloca a responsabilidade por tal sofrimento fora do indivíduo (...) tornando-se uma versão secularizada dos conceitos mais sobrenaturais, como feitiçaria, bruxaria e outras formas de malevolência interpessoal, bem como do destino, da punição divina e da possessão por espíritos malignos.[77]

Cria-se assim um círculo vicioso: quanto mais seu significado é amplificado, mais o estresse é reconhecido; sua onipresença o torna então mais ameaçador, suas consequências, mais temíveis, portanto se fala mais dele e o ciclo recomeça. Vemos acontecer o mesmo processo que Starobinski descreve a respeito da nostalgia: "Uma vez nomeado, e tendo adquirido uma identidade, um sentimento não é mais completamente o mesmo." Como acontece nas síndromes ligadas à cultura, "uma palavra nova condensa o incompreendido que, antes, permanecera difuso. Faz dele um conceito". E a atenção que lhe damos o carrega com nova carga negativa, já que "o nome de um estado afetivo, se é adotado e posto em circulação, não só se propaga no vocabulário, como produz novos sentimentos".[78]

Fecha-se assim um silogismo perfeito. Se sofrimento é estresse e estresse é doença, então sofrimento é doença. É uma lógica tentadora, pois há muitos benefícios em trazer para a esfera médica os problemas cotidianos – como ficará claro ao examinarmos uma das maiores gafes cometidas em tempos recentes, ligando trabalho, estresse e doença.

O caso do burnout

Em 2019, a OMS anunciou a aprovação da 11ª versão da CID durante a assembleia dos Estados-membros. Em determinado momento, o porta-voz da entidade disse que era a primeira vez que o burnout entrava na classificação. A imprensa mundial ficou em polvorosa, repercutindo a declaração por dias e dias e afirmando que o esgotamento profissional seria, a partir de então, reconhecido como uma doença do trabalho.

Talvez você se lembre das notícias. Mas o que provavelmente não sabe – porque não repercutiu – é que a OMS veio a público corrigir seu porta-voz num comunicado oficial. "A síndrome de burnout está incluída na 11ª revisão da Classificação Internacional de Doenças (CID-11) como um fenômeno ocupacional. Ela *não é* classificada como uma condição médica", dizia o comunicado, com grifo no original.[79] A condição está no capítulo "Fatores que influenciam o estado de saúde ou o contato com os serviços de saúde", que inclui "os motivos pelos quais as pessoas entram em contato com os serviços de saúde, mas que não são classificados como doenças ou condições de saúde". Por conta dessa gafe, até hoje as pessoas se surpreendem ao saber que burnout não é doença, não foi incluído recentemente na classificação de doenças (ele já estava presente na CID-10, desde os anos 1990), nem é necessariamente culpa do trabalho.

O que a CID-11 fez foi esmiuçar critérios diagnósticos para nomear esse estresse específico relacionado ao trabalho. No manual agora consta:

> O esgotamento ("burnout") é uma síndrome conceituada como resultante de estresse crônico no ambiente de trabalho que não foi bem manejado. É caracterizada por três dimensões: 1) sensação de falta de energia ou exaustão; 2) aumento da distância mental em relação ao trabalho, ou sentimentos negativos ou cínicos relacionados ao trabalho; e 3) uma sensação de ineficácia e falta de realização. O esgotamento se refere especificamente a fenômenos no local de trabalho e não deve ser utilizado na descrição de experiências em outras áreas da vida.[80]

A primeira frase deixa claro que está relacionado ao trabalho, sim. Mas, ao contrário do que se noticiou, não afirma que a condição é culpa do trabalho. Claro que há muitos trabalhos penosos e extenuantes, chefes carrascos, patrões desalmados. Mas também existem diversos fatores individuais que colocam a pessoa em risco para esse desgaste, desde um idealismo muito grande até padrões de personalidade pouco flexíveis. Como em outras relações estressantes, raramente é simples dizer de quem é a culpa pelo estresse. Os itens que caracterizam o diagnóstico, por sua vez, não são nem um pouco específicos. Veja-se, por exemplo, os sinais que a mesma CID-11 usa para caracterizar fadiga:

> Sensação de exaustão, letargia ou vigor diminuído, geralmente sentida como enfraquecimento ou esgotamento de recursos físicos ou mentais, e caracterizada por uma diminuição da capacidade de trabalhar e redução da eficiência em responder a estímulos.[81]

Agora imagine uma pessoa num relacionamento amoroso muito ruim. Todos os dias ela se envolve em discussões em casa, frequentemente com ofensas de parte a parte, o diálogo não existe e o tratamento de silêncio é a regra. A outra pessoa da relação continuamente a exclui de qualquer interação social que promova – vai a festas sozinha, sem convidá-la, não a leva para reuniões familiares. Ela é cobrada em excesso pelos problemas da casa, que sente que precisa administrar sozinha. Ouve conversas sobre si entre risos e ofensas. Sente que não tem mais sentido ficar nessa relação, acha que é inútil qualquer esforço. Torna-se apagada, está exausta, sem energia. Não está deprimida – pelo menos ainda não.

Essa pessoa preencheria todos os critérios para ser diagnosticada com burnout: sente-se exausta, distanciada afetivamente e inútil. Mas como a fonte de estresse não é o trabalho, as mesmas reações físicas e emocionais, levando a sintomas idênticos, não recebem o mesmo nome. Aliás, não recebem nome algum. No máximo, diríamos que essa pessoa está estressada.

O mesmo ocorreria se a pessoa estivesse com problemas no condomínio: os vizinhos são mal-educados e hostis, fazem fofocas sobre ela e a difamam. O elevador está sempre quebrado e ela tem que subir 10 andares de escada toda noite quando chega do trabalho – após passar duas horas no trânsito. O apartamento é frio demais no inverno, quente demais no verão e barulhento demais nas quatro estações. Ela se sente exausta, mentalmente distanciada, já desistiu de tentar mudar algo nas reuniões de condomínio por achar seu esforço inútil. Essa condição é, em tudo, análoga ao burnout, mas não pode receber esse nome.

O ser humano é um ser simbólico. Quando nomeamos algo, aquilo ganha uma existência própria para nós. Ao separar o estresse com origem no trabalho de todos os demais estresses, temos a impressão de ter descoberto um problema novo. "Enquanto a linguagem médica não comporta nenhum vocábulo que possa designar esses distúrbios, a sua existência é nula. Mal e mal é um paradoxo dizer que essas doenças só existem, como doenças, pela atenção que recebem. Reconhecê-las torna-se, então, um dever", afirma Starobinski.[82]

Entende-se assim por que parece que o diagnóstico de burnout agora está em todo lugar. Como se não bastasse, ao extrapolar o meio médico e ser incorporado à linguagem leiga, ele cumpre duas funções: torna-se um modelo explanatório, dando sentido a uma ampla gama de sofrimentos associados ao mundo do trabalho, e ainda inverte o vetor de responsabilidade no senso comum. Além de encontrar uma explicação para o mal-estar contemporâneo, coloca essa explicação fora do indivíduo.

Deixe-me explicar um pouco melhor o que quero dizer com isso.

A culpa não é minha

Uma das coisas mais difíceis de aceitar é o acaso. Com a mania que nosso cérebro tem de procurar relações de causa e efeito, sempre queremos encontrar os motivos para as coisas acontecerem. Daí a tendência de acharmos que existe equilíbrio no mundo: se algo bom ou ruim acontece, é porque houve um motivo bom ou ruim.

Essa é uma ilusão conhecida como falácia do mundo justo. Pensando racionalmente, sabemos que tragédias se abatem sobre pessoas que não mereciam e que a fortuna sorri para quem não fez nada para ganhar sua simpatia. A mitologia greco-romana representou essa aleatoriedade na figura da deusa Fortuna (para os romanos) ou Tique (para os gregos), que com olhos tapados distribui bem ou mal – fortuna ou infortúnio – de modo aleatório. E o sábio Salomão já dizia ter visto de tudo: pessoas boas morrendo e pessoas más tendo uma vida longa.

Mesmo sabendo disso, nosso cérebro fica ali buscando padrões, e lá no fundo mantemos arraigada a sensação de que de algum jeito as coisas não são tão aleatórias assim. Esse é um dos motivos pelos quais temos vergonha de passar por problemas. É conhecida, por exemplo, a vergonha que sentem as pessoas que sofreram abuso, como se fossem responsáveis pelo que fizeram a elas. Pacientes com câncer muitas vezes se constrangem de expor seu diagnóstico. E, obviamente, o mesmo acontece com os transtornos mentais.

É comum que pacientes deprimidos achem que estão nessa condição porque não são fortes ou não conseguem reagir – crença internalizada já que a sociedade em geral pensa assim. Quando começa a sentir desânimo, desmotivação, distanciamento afetivo, exaustão, de forma geral a pessoa sente que a culpa é dela própria. A não ser que, em vez de depressão, chamemos esses sintomas de burnout. Nesse caso, os dedos imediatamente apontam para a direção oposta e se presume que a culpa seja do trabalho – do ambiente profissional, daquela empresa específica, do chefe. A sobreposição entre os sintomas das duas condições é muito grande e, em casos graves, por vezes indistinguíveis.[83] Ambas são conclusões precipitadas, pois não se pode apontar culpados a partir do diagnóstico; mas, para quem está se sentindo assim, um nome que explique tudo e ainda o isente de culpa surge como um verdadeiro bálsamo.

Apesar do sofrimento emocional real e legítimo, é preciso compreender que, do ponto de vista social, uma doença não traz só malefícios. "O papel do doente se define primeiramente pela sua liberação das responsabilidades habituais. Quando se está doente, é impossível cumpri-las: não é possível trabalhar ou cuidar da família", como aponta o sociólogo Philippe Adam. "É igualmente claro que o doente não pode se curar apenas por uma decisão de sua vontade. Por isso, ele não é tido por responsável de sua incapacidade e tem direito à assistência."[84] Em razão desses privilégios dos doentes, o mundo do trabalho desconfia das alegações de doença. É necessária uma espécie de validação dos pares, não só em termos diagnósticos, mas também morais: perguntamos se fulano está doente mesmo, mas também queremos saber se está tão doente assim. Análises sociológicas indicam que, de fato, "os membros da equipe de trabalho se perguntam, por exemplo, se a pessoa está querendo aproveitar-se ou não da doença e se ela merece ser eximida de parte de suas obrigações".[85]

E não se trata de um fenômeno restrito ao mundo do trabalho. Do ponto de vista social, "a diferença entre estar doente e estar saudável (...) se reflete nas relações com as pessoas mais próximas. Tanto a doença como a fadiga e outros pequenos desconfortos têm um papel mediador nos diversos tipos de relações sociais". Em função de como organizamos a sociedade, é claro que esse papel tem destaque "particular nos lugares de trabalho e até mesmo na escola",[86] mas não só.

Tudo isso torna mais compreensível a explosão dos diagnósticos de burnout. Num mundo em que a organização do trabalho dificulta para muitos encontrar propósito em sua atividade; em que a demanda por produtividade exige um esforço mental desgastante; em que a insatisfação é disseminada, o surgimento de um diagnóstico que permite um alívio da carga sobre as pessoas – do *suffere* – inevitavelmente será adotado de forma ampla.

Mesmo sem se darem conta disso, as pessoas são incentivadas a adotar o papel de doente. Porque ficar doente é ruim. Mas às vezes, mesmo sendo ruim, tem algumas vantagens.

A vantagem de adoecer

Provavelmente você já perguntou para alguém: "O que você ganha com isso?" Talvez tenha sido uma criança que reiteradamente quebra regras, mesmo sabendo que será castigada; um amigo que só arranja confusão por se meter na vida alheia; ou um parente que cria intrigas com todos, mesmo que peçam a ele que pare. Comportamentos aparentemente prejudiciais muitas vezes persistem sem que entendamos o que as pessoas ganham com aquilo.

A pergunta traz em si o pressuposto de que fazemos as coisas em troca de algum ganho – dinheiro, atenção, poder, alívio, distração, satisfação. Se não há qualquer recompensa para um comportamento, dificilmente ele se sustenta.

Pois adoecer também traz ganhos, e de dois tipos: primários e secundários. Os ganhos primários são recompensas subjetivas, individuais, que não dependem de mais ninguém além do doente. Já os ganhos secundários são reforços externos que surgem a partir do adoecimento.

Quando eu era pré-adolescente, por exemplo, não gostava de ir à praia. Minha pele branquela logo começava a arder, a areia não ajudava em nada no conforto, nenhum esporte de praia me atraía. Mas meus pais haviam comprado uma casinha no litoral e obviamente queriam justificar o investimento – logo, eu sempre tinha que ir para lá. A certa altura, começou a se tornar um padrão recorrente eu ter dores de barriga nessas ocasiões. Almoçava salsicha e à noite tinha diarreia. Jantava pastel e acordava com enjoo. Quando isso acontecia, eu podia ficar na casa, vendo TV ou simplesmente descansando. O mal-estar não era agradável, mas era melhor do que ficar me escondendo sob o guarda-sol, suando, sofrendo como só um adolescente sabe sofrer. Eu não estava inventando a dor: as salsichas realmente não estavam caindo bem, o filtro de água talvez não fosse dos melhores. Mas havia um ganho secundário claro: eu era liberado de fazer algo que não queria. E o ganho primário era não me sentir diferente. Afinal, eu mesmo achava meio esquisito não querer tomar sol ou pular no mar, mas não tinha nada de estranho em ficar em casa por estar com dor de barriga.

Pouco tempo depois, talvez com uns 14 anos, comecei a não me importar em parecer esquisito. Assumi para mim e para o mundo que não gostava de praia. Entendi que podia simplesmente dizer que não queria ir, e meus pais – talvez por eu estar maior – me deixavam ficar, sem problemas. Nunca mais tive dor de barriga naquelas viagens.

Os ganhos secundários estão intimamente ligados às relações interpessoais. Helman aponta:

> adoecer é sempre um processo social, que envolve outras pessoas além do paciente. A sua cooperação é necessária para que ele adote os direitos e os benefícios do "papel de doente" (...) As pessoas assim definidas podem temporariamente evitar suas obrigações em relação aos grupos sociais aos quais elas pertencem, como família, amigos, colegas de trabalho ou grupos religiosos. Ao mesmo tempo, esses grupos sentem-se obrigados a cuidar de seus membros enquanto estão doentes.[87]

O sociólogo Gilberto Freyre, em sua obra sobre a sociologia da medicina, reforça que o papel do médico é complementado por um papel ativo do doente, que o médico deve sempre notar:

> Se o médico começa a praticar a medicina consciente do seu papel de médico, mas ignorante do fato de que o doente desempenha, como doente, um papel que excede o de vítima desta ou daquela doença orgânica, ele corre o risco de fracassar, em numerosos casos, em suas relações com os doentes. Por mais que acerte quanto às doenças, isso não o impedirá de fracassar com relação aos portadores dessas doenças, cada um dos quais desempenha o seu papel de doente conforme não só a sua constituição e a sua experiência, como diria um psicanalista, porém conforme também a sua situação, as suas situações e as suas relações atuais com a família e com a comunidade.[88]

> Esse papel de doente em geral é temporário, e quanto mais

simples a sociedade, mais transitório ele tende a ser, "mais breves as suas doenças; mais rápidos os papéis sociais a serem desempenhados pelos doentes",[89] diz Freyre. Ele cita o trabalho de um antropólogo mostrando que em determinados grupos tribais de Uganda inexistiam queixas associadas a úlcera no estômago, embora as autópsias realizadas naquele povo mostrassem que as úlceras eram tão frequentes lá como na Grã-Bretanha. Eles simplesmente não tinham um contexto sociocultural que validasse o papel de doentes nessas condições. Mesmo no Brasil, prossegue, "o direito a estar doente é um direito limitado a certos setores da população. Também aqui são muitos os membros da sociedade, tanto em áreas urbanas como rurais, incapazes de desempenhar o papel social de doentes; e, por isso mesmo, obrigados a comportarem-se, mesmo quando enfermos, como normais".[90] Existe também uma influência da cultura predominante na classe social em que a pessoa está – para o mesmo tipo e mesma intensidade de dor, por exemplo, pacientes em situação econômica mais privilegiada tendem a encarar como sintomas e se queixar ao médico, enquanto quem está em situação mais vulnerável a interpreta como parte normal da vida.[91]

Por outro lado, nas sociedades modernas e complexas, somos frequentemente submetidos a obrigações que não fazem sentido para nós, temos que desempenhar papéis que não se alinham aos nossos valores individuais e sentimos que certos comportamentos são exigidos sem a recompensa adequada. Esse cenário não apenas amplia a chance de alguém assumir o papel de doente, como também reforça os incentivos para isso. É como se, diante de tantos impasses contemporâneos, o adoecimento se tornasse uma forma legítima – e até necessária – de lidar com eles. Mais ou menos como a minha dor de barriga na praia.

A história da nostalgia ilustra bem como isso ocorre.

Nostalgia

Saudade de casa todo mundo tem – mas só sentimos quando não estamos lá, é claro. Costumamos dizer que essa é uma palavra que existe apenas em português, mas não é bem assim. Como descobri pesquisando para o livro *O lado bom do lado ruim*, "diversos povos dominados deram-se ao trabalho de nomeá-la: *hiraeth*, em galês; *tizita*, em etíope; *cianalas*, em gaélico; *morriñas*, em galego".[92]

Hoje em dia, usamos "nostalgia" quase como sinônimo de saudade. Sua origem, contudo, remonta a um momento em que os sentimentos ruins provocados pela distância da terra natal passaram a receber atenção médica. Todo mundo sabia que o desterro abatia as pessoas, mas quando Johannes Hofer criou uma palavra em grego para definir essa sensação, juntando *nóstos* (retorno) e *álgos* (dor), e defendeu uma tese acadêmica, aquilo que até então era compreendido como emoção passou a ser visto como doença. Starobinski foi quem melhor descreveu essa transformação: "Antes de serem reconhecidas como estados anormais, certas doenças são apenas uma turbulência do curso habitual da vida."[93]

O sofrimento que se abate sobre aqueles que são afastados de sua terra entrou então nos anais da medicina. Essa entrada, pela via acadêmica, transformou a nostalgia num popular – e eficiente – modelo explanatório de doença, fazendo a ponte entre vivências subjetivas e uma teoria com ares científicos a explicar o sentido daquela dor. Lembremos que estávamos no século XVII, época em que as raízes locais eram muito mais fortes. As pessoas se sentiam ligadas à sua terra: relacionamentos pessoais e de trabalho, casamentos, amizades, tudo se dava entre as pessoas do mesmo vilarejo, o que conferia um forte sentido de identidade para os indivíduos. Estar apartado disso, sobretudo contra a própria vontade, era dolorido, não há dúvida. Mas a nostalgia era mais do que uma grande saudade. Vários efeitos eram atribuídos a ela, como alterações de pulso, olhar brilhante, emagrecimento.

O sucesso do modelo explanatório fez com a nostalgia o que vemos acontecer com diversos diagnósticos que tratam de males contemporâneos: eles se expandem cada vez mais. Primeiro, um número crescente de pessoas recebe o diagnóstico; depois, suas fronteiras vão se expandindo, e cada vez mais sintomas são englobados por aquele nome. Até que ele perde seu sentido original, tornando-se uma metáfora de um sofrimento moderno. "A rigor, e quando estão no auge de sua aceitação, certas palavras chegam a cobrir o que não lhes corresponde", afirma Starobinski.[94]

Ao longo dos séculos XVIII e XIX, as transformações da sociedade levaram a uma correspondente modificação nos problemas enfrentados pelas pessoas e pela medicina. As condições de trabalho de marinheiros e soldados melhoraram, a pena do desterro diminuiu, a medicina avançou nas causas físicas das doenças – tudo isso contribuiu para o lento desaparecimento da nostalgia como condição médica. Seu uso ficou praticamente restrito à psiquiatria até a primeira metade do século XX, como uma explicação psicológica para quadros observados em campos de refugiados, até desaparecer de vez. Para Starobinski, esse declínio está diretamente relacionado à diminuição da importância da noção de localidade e origem: "O olhar para a aldeia natal não tem mais razão de ser um tormento."[95]

Como toda moda, certas doenças também seguem ciclos de popularidade: ganham destaque, atingem o auge e depois perdem força. Compreender as forças que impulsionam esse crescimento, bem como as razões pelas quais ele esmorece, é essencial.

Vimos como, no caso do burnout, pessoas com depressão podem achar que têm apenas uma forma de estresse do trabalho, por exemplo, adiando o início de um tratamento adequado. Mas existem casos em que ocorre o contrário: tratamentos que seriam desnecessários passam a ser utilizados em larga escala, levando muitos a prejuízo financeiro, mas trazendo lucro a quem vende diagnósticos.

São os mascates de doenças.

Os mascates de doença

O termo é antigo, por isso vale a pena explicar: mascate é um dos nomes que se dá aos vendedores que viajam fazendo comércio, os caixeiros-viajantes. Em inglês eles podem ser chamados de *peddlers* ou eventualmente *mongers*, o que deu origem ao termo *disease mongering*, que significa algo como sair divulgando doenças para lucrar com a venda de remédios. O termo foi criado em 1992 pela jornalista estadunidense Lynn Payer, que o ilustrou com um caso bem documentado: o Listerine.

Criado no final do século XIX como um antisséptico de uso cirúrgico, com aplicações que iam desde esterilizar materiais até limpar o chão hospitalar, o Listerine também era oferecido para dentistas como um produto para matar germes bucais. À época, contudo, isso não tinha relação com a qualidade do hálito do paciente – os odores corporais eram bem mais tolerados então. Até que um dos herdeiros do dono da marca, Gerard Lambert, em reunião com redatores publicitários, perguntou ao químico da companhia se o produto deles funcionava contra o mau hálito. O químico então citou um artigo da revista *Lancet* sobre halitose. "O que é halitose?", interrompeu-o o executivo. "É o termo médico para mau hálito", respondeu o químico, dando a Lambert um insight que marcaria a história do marketing.[96]

Obcecado por testar a eficiência de seus anúncios, Lambert incluía cupons de desconto para medir o impacto de cada um deles, descobrindo que a menção ao termo latino para mau hálito era quatro vezes mais eficaz do que qualquer outro argumento de venda.[97] A halitose como fenômeno humano já existia, mas os milhões que eles investiram alardeando-a como condição médica foram um divisor de águas, sendo a primeira vez que uma situação corriqueira da vida foi alçada à condição de problema de saúde para vender um produto que se apresentava como cura.

As estratégias dos mascates de doenças são várias:

- transformar experiências humanas normais em patológicas e estimular o uso de tratamento;
- fomentar a intolerância a qualquer forma de sofrimento;
- ampliar ao máximo as definições de doença para que mais pessoas sejam diagnosticadas;
- supervalorizar desequilíbrios hormonais, vitamínicos ou qualquer outro parâmetro identificável apenas em exames;
- divulgar sintomas comuns como problemas sérios.

Reconhece algumas delas?

O uso de vitaminas e suplementos alimentares talvez seja o mais lucrativo desses mercados multimilionários. Em 2023 o mundo gastou 177,5 bilhões de dólares em suplementos, um terço disso só nos Estados Unidos.[98] O apelo desses produtos é grande: são fáceis de tomar, praticamente inofensivos, acessíveis, dispensam prescrição e – o principal – aliviam a nossa dor de não cuidar da saúde adequadamente. Os suplementos trazem a sensação de que estamos nos tratando mesmo que continuemos sedentários e vivendo à base de alimentos ultraprocessados. Pessoas que tomam multivitamínicos sentem que sua saúde está melhor, mesmo que objetivamente não haja qualquer diferença.

A mesma ciência que identificou a existência das vitaminas, analisou sua função e mediu sua importância já comprovou que o uso diário de suplementos por pessoas saudáveis não tem sentido: não previne câncer, demência, infarto, nem reduz a chance de morte.[99] Mas veja só: estudando mais de 20 mil pessoas que tomavam ou não multivitamínicos, cientistas não encontraram diferença alguma quanto à presença de doenças crônicas, risco de morte, autonomia pessoal ou nível de estresse. Mesmo assim, as pessoas que suplementavam a alimentação *achavam* que estavam melhor de saúde.[100]

Vender ilusão não é muito diferente disso.

Qualquer vendedor está sempre em busca de novos mercados. E, com o aumento da longevidade humana, um dos mercados que mais cresce hoje em dia é o dos idosos. Um alvo que não escapou aos mascates de doença, como veremos a seguir.

Lucro que vem com o tempo

Realmente um tópico que se presta muito bem a ser alvo dos mascates de doença é o envelhecimento e tudo que ele traz consigo. A memória declina, os músculos se enfraquecem, a libido diminui, os hormônios se modificam, tudo como parte do processo normal de envelhecer. Mas, como disse Oscar Wilde, "A tragédia da velhice não é ser velho, e sim ser jovem". De fato, carregamos dentro de nós um "eu sem idade" – *ageless self*, na expressão da antropóloga da medicina Sharon Kaufman. Isso cria um descompasso entre como nos imaginamos e como estamos de fato, entre nossa autoimagem e a imagem do espelho. Então, se adotamos o eu eternamente jovem como gabarito do que deveríamos ser, a distância entre ele e a realidade será fonte de sofrimento, como já vimos.

Nesse cenário, os avanços médicos se tornam muito atrativos: se posso tomar comprimidos, injetar substâncias, substituir órgãos, reformar pedaços para diminuir a distância entre meu "eu sem idade" imaginário e o "eu idoso" do espelho, por que não? A inclusão da velhice na 11ª edição da CID causou grande controvérsia: apesar de não estar arrolada como doença, ela foi incluída na seção "Sintomas gerais", com a eufemística descrição de "Declínio da capacidade intrínseca associado ao processo de envelhecimento", incluindo fragilidade, perda de energia, redução de força – coisas que se esperam no envelhecimento normal foram incluídas como "sintomas".

Isso só facilita o trabalho de quem quer divulgar condições humanas normais como problemas médicos, com o objetivo não só de vender novos produtos, mas de convencer as pessoas de que, se não aderirem a tais tratamentos, estarão sendo negligentes com a saúde.

Um dos grandes alvos desse comércio são as mudanças hormonais associadas ao envelhecimento. A menopausa, que até pouco tempo atrás era um grande tabu, hoje vem sendo abertamente discutida na sociedade. Isso tem contribuído para a redução do estigma e aliviado o sofrimento das mulheres, que passam a se sentir validadas em suas queixas. Por outro lado, porém, estimula a proliferação das estratégias de marketing num mercado avaliado em 18 bilhões de dólares em 2024, com projeções para alcançar 27 bilhões em 2030.[101]

Esse fato foi ressaltado num editorial do periódico britânico *Lancet*, que publicou uma série de artigos científicos sobre a menopausa em 2024: "Empresas comerciais e indivíduos com interesses adquiridos medicalizaram excessivamente a menopausa."[102] É evidente que nessas fases podem surgir sintomas que, por sua intensidade ou frequência, tragam prejuízos clínicos e mereçam tratamento médico. Mas, como diz a médica ginecologista e psicóloga Martha Hickey no primeiro artigo da série: "Embora o controle dos sintomas seja importante, uma visão medicalizada da menopausa pode ser desestimulante para as mulheres, levando ao tratamento excessivo e ignorando potenciais efeitos positivos, como melhor saúde mental com a idade e ausência de menstruação, distúrbios menstruais e métodos contraceptivos."[103] O modelo proposto por ela para abordar a questão se divide em três momentos: antes, durante e depois da menopausa. Antes da menopausa, deve-se fornecer informações baseadas em evidências, questionar as visões negativas associando menopausa a declínio pessoal e estimular práticas que reduzem o estresse, como exercícios e atenção plena (mindfulness). Durante a transição menopausal, é importante discutir as opções de tratamentos cientificamente comprovados, disponibilizando-os para quem tiver tal demanda, de preferência em paralelo a estratégias comportamentais para lidar com sintomas como fogachos, por exemplo. Após a menopausa, tratamentos sintomáticos podem continuar a ser administrados conforme a necessidade, enfatizando sempre hábitos saudáveis e mantendo exames preventivos.

Trata-se de uma abordagem inspirada na definição que a OMS dá para a tão desgastada palavra "empoderamento": "processo ativo de aquisição de conhecimento, confiança e autodeterminação para autogerir a saúde e tomar decisões embasadas sobre os cuidados".[104] Mas ela evidentemente não traz lucro para quem quer criar doença para vender a cura.

Como bons vendedores não desistem, o discurso do empoderamento foi cooptado como slogan de campanha. "Narrativas feministas de aumento da autonomia e do empoderamento das mulheres em relação à sua saúde, que surgiram inicialmente por meio dos primeiros movimentos de saúde da mulher, são agora cada vez mais adotadas por entidades comerciais para promover novas intervenções (tecnologias, testes, tratamentos) que carecem de evidências robustas ou ignoram as evidências disponíveis", apontaram pesquisadoras australianas em 2024.[105] E não há dúvida de que eles já estão de olho na expansão do mercado. A discussão sobre a perimenopausa que tem crescido muito na sociedade tem a virtude de contribuir ainda mais para derrubar tabus, divulgar informações de forma ampla e, como propõe Hickey, permitir uma preparação para mudanças antes que se aprofundem. Mas não se pode negar que é de grande interesse de quem vende cura aproveitar a expansão das fronteiras em qualquer questão que envolva a saúde para estimular que mais pessoas achem que precisam de tratamento.

E veremos que incluir gente demais em categorias diagnósticas nem sempre ajuda os doentes.

O guarda-chuva da neurodivergência

Mesmo algo aparentemente tão biológico como o autismo só pode ser considerado uma doença se levarmos em conta a sua relação com o meio. Um colega médico tratava de um paciente com traços de autismo – alguém que possivelmente se enquadraria no espectro – que se sentia bastante prejudicado por suas características de pouca sociabilidade, desconforto com interações humanas calorosas e baixa tolerância a conversas superficiais. Quando ele foi morar num país escandinavo, tudo melhorou – sua personalidade não mudou, mas as demandas do ambiente, culturalmente muito distintas, eram mais adequadas ao seu perfil.

O cérebro se forma ainda na fase embrionária e amadurece até completar sua formação no jovem adulto. Esse desenvolvimento é padronizado – há uma sequência de etapas previsíveis e semelhantes –, por isso chamado de típico. Em muitas pessoas, no entanto, o caminho é atípico, levando a padrões de funcionamento diferentes. Nesses casos, o resultado final diverge da maioria, por isso também é chamado de neurodivergência. O transtorno do déficit de atenção e hiperatividade, por exemplo, é uma forma de desenvolvimento neurológico atípico, e sua relação com o ambiente ficará clara nos próximos capítulos. A deficiência intelectual, quando a pessoa deixa de adquirir as habilidades mentais por várias causas diferentes, é outra.

Descrito pela primeira vez em 1943 pelo psiquiatra Leo Kanner, o transtorno do espectro autista (TEA) talvez seja atualmente uma das mais comentadas formas de neurodivergência. À época, os critérios para diagnóstico eram mais restritos, levando o médico a estimar que 4 em cada 10 mil crianças fossem afetadas. Nos últimos anos, contudo, temos visto uma explosão de casos, saltando dos originais 4 em cada 10 mil para 1 em cada 31.[106] É um aumento muito expressivo, de cerca de 8.000%, que está ligado a mudanças na forma de classificarmos doenças.

Até os anos 1990, o autismo ainda era bastante estigmatizante, a ponto de muitos médicos evitarem dar o diagnóstico. Essa barreira atrasava a identificação correta do problema, impedindo intervenções precoces que poderiam melhorar muito a vida das pessoas. Foi nesse contexto que floresceu o diagnóstico de síndrome de Asperger, incluído na CID-10, em 1990, e no DSM-4, em 1994.[107] Originalmente, o pediatra austríaco Hans Asperger descreveu crianças que tinham um comportamento pitoresco, com dificuldade de fazer amigos e falta de traquejo social básico, mas grande interesse por determinados assuntos, sobre os quais podiam discorrer ininterruptamente, quase sem levar em conta o interlocutor. Asperger os chamava de "pequenos professores". Tratava-se, sem dúvida, de uma forma de autismo, mas com a principal diferença de não ser acompanhada da falta de linguagem. A sobreposição entre sintomas tornava praticamente impossível distinguir o autismo leve da síndrome de Asperger, mas o diagnóstico passou a ser dado com muito mais frequência por não carregar o estigma que acompanhava o autismo. O curioso é que já na edição seguinte de ambos os manuais diagnósticos, menos de 20 anos após entrar para a lista oficial de transtornos, a síndrome de Asperger foi abolida.

Tal movimento coincidiu com uma grande mudança político-cultural. A partir dos anos 1990 e ao longo das duas décadas seguintes, começaram a surgir leis garantindo direitos a pessoas com autismo e movimentos sociais pela conscientização sobre a questão. Em 1990, os Estados Unidos promulgaram o Individuals with Disabilities Education Act (lei de educação para indivíduos com deficiências), que garantia a inclusão das crianças com autismo no ensino público. No mesmo ano, no Brasil, uma lei federal abria a possibilidade para carga horária especial a servidores federais com deficiência ou que tivessem cônjuge ou filhos deficientes. Em 1998, a lei brasileira garantiu que pessoas com deficiência não pudessem ser excluídas de planos de saúde. Nos anos 2000, a lei de acesso preferencial a gestantes, idosos e pessoas com deficiência trouxe grande visibilidade para essa população. O mesmo aconteceu nos Estados Unidos em 2008, com a Americans with Disabilities Act Amendments Act, que ampliou as definições para deficiência, facilitando a identificação das dificuldades e consequentes garantias para pessoas com vários diagnósticos, inclusive de autismo. Em 2012 foi promulgada no Brasil a Lei 12.764, instituindo especificamente a Política Nacional de Proteção dos Direitos da Pessoa com Transtorno do Espectro Autista, garantindo outros direitos, como atendimento multiprofissional, medicamentos e terapia nutricional, reiterando que escolas e planos de saúde não podem recusar alguém por estar no espectro. Em 2020, essa lei alcançou talvez sua maior visibilidade, ao ser modificada pela chamada Lei Romeo Mion, em homenagem ao filho do ator e apresentador Marcos Mion, criando a carteira de identificação da pessoa no espectro autista, "com vistas a garantir atenção integral, pronto atendimento e prioridade no atendimento e no acesso aos serviços públicos e privados". Além disso, a lei permitiu que ficasse explícito nas placas de atendimento prioritário que, além de gestantes, idosos e pessoas com deficiência em geral, ele também se aplica a pessoas com TEA. Finalmente, em 2021, a Agência Nacional de Saúde mudou as regras para o tratamento das pessoas com TEA, determinando que os planos de saúde disponibilizassem número ilimitado de sessões com psicólogos, terapeutas ocupacionais e fonoaudiólogos para seu tratamento. Depois disso, o transtorno do espectro autista passou a ser o diagnóstico que traz os maiores custos dos planos de saúde – respondendo, junto com os transtornos globais do desenvolvimento, por 9% do total. Para dar uma ideia, o segundo lugar, com 8,7%, é ocupado pela oncologia inteira.[108]

O ambiente cultural foi acompanhando essas transformações. Duas séries de sucesso com protagonistas autistas foram lançadas em 2017 e 2018: *Atypical* e *The Good Doctor*, respectivamente. Em 2019, o reality show australiano *Amor no espectro*, sobre a vida amorosa de pessoas com TEA, alcançou sucesso mundial, conquistando um prêmio Emmy em 2022. O dorama (drama sul-coreano) *Uma advogada extraordinária*, de 2022, cuja protagonista é uma advogada que está no espectro, tornou-se um dos mais assistidos do gênero, de acordo com o site especializado IMDb.[109]

Uma transformação dessa magnitude não poderia deixar de impactar as muitas pessoas com autismo. E também as muitas mais que passaram a ser incluídas no espectro.

Uma fila longa demais

De repente as pessoas não tinham mais por que se envergonhar de "ser autistas" ou de ter filhos no espectro. "As pessoas agora podem ter autismo sem sentir vergonha",[110] conclui o antropólogo Roy Grinker.

Isso tudo levou à explosão de casos que temos visto.[111] Embora seja muito positivo que as pessoas com o diagnóstico sejam finalmente reconhecidas e suas deficiências sejam compensadas com determinados direitos, aqui também os exageros e distorções são prejudiciais.

Muitas condições genéticas, neurológicas e até psiquiátricas apresentam sintomas "autísticos" sem que possam ser consideradas autismo. O mesmo acontece com várias condições psiquiátricas: a apatia é um sintoma presente na depressão e na doença de Alzheimer, por exemplo, mas isso não nos permite confundir essas duas condições, bastante diferentes em termos de causas, tratamentos e prognósticos.

A redução do estigma cercando o TEA, a aceitação crescente dos pacientes e a presença de benefícios que outras deficiências não têm nos inclinam a dar o diagnóstico de autismo para pacientes que apresentam sintomas derivados de outras condições. Uma fonte de dados objetivos revela como isso de fato ocorre: nos Estados Unidos, entre os anos 2000 e 2010, a quantidade de crianças com diagnóstico de autismo na educação especial cresceu mais de 300%, mas o número de vagas e crianças atendidas não mudou – na prática, o que mudou foram os diagnósticos. Os autores desse estudo explicam, entre outras coisas, que crianças com síndromes genéticas específicas, como síndrome de Angelman, X-frágil ou até mesmo síndrome de Down, muito frequentemente apresentam sintomas autísticos. Isso não deveria mudar seu diagnóstico primário, mas é o que acontece muitas vezes.[112] "Na verdade, inúmeras classificações que os pais consideram desconfortáveis, se não estigmatizantes, como deficiência intelectual e dificuldade de aprendizagem específica, diminuíram vertiginosamente conforme o autismo virava um diagnóstico mais comum e menos assustador e vergonhoso", ressalta Roy Grinker.[113]

Imagine os pais de uma criança com a rara síndrome de Phelan-McDermid, doença de origem cromossômica que atinge 1 a cada 10 mil crianças e causa perda de força muscular, atraso no desenvolvimento intelectual e prejuízos na comunicação oral. A causa é bem determinada: uma alteração no cromossomo 22. Não se trata de um transtorno do espectro, mas praticamente todas as crianças afetadas apresentam sintomas semelhantes aos do TEA. Muito pouca gente já ouviu falar dessa síndrome, ela é difícil de explicar, e mais difícil ainda é conseguir que planos de saúde paguem pelos diversos tratamentos de que as crianças precisam. Trava-se uma batalha diária para contornar suas deficiências sem a ajuda do Estado. Quem não valorizaria os sintomas de TEA nesse caso, recebendo um diagnóstico que a maioria das pessoas já conhece e aceita, conseguindo todas as terapias necessárias e ainda os mesmos direitos que no TEA?

Além disso, com a ampliação dos critérios, sintomas cada vez mais leves podem levar pessoas para dentro do espectro. Em escalas diagnósticas, a pontuação necessária para que uma criança entre 7 e 12 anos seja clinicamente declarada como autista caiu pela metade de 2004 para 2014.[114] Estudos que comparam grupos de pacientes e grupos de controle (com pessoas sem o diagnóstico) vêm encontrando cada vez menos diferenças entre autistas e não autistas em parâmetros como habilidade de comunicação, capacidade de planejamento e até em medidas de atividade elétrica do cérebro.[115] Com isso, estamos diluindo a população do espectro, incluindo pessoas com quadros mais e mais leves.

Todos esses fatores tendem a lotar os sistemas público e privado de saúde e sobrecarregar professores, sem que se priorize adequadamente pessoas com sintomas mais graves e necessidades maiores. Colocar pessoas com quadros leves a ponto de mal apresentarem sintomas na mesma fila de pacientes graves esvazia o próprio sentido de uma fila preferencial.

Não é fácil ajustar essa equação, mas inevitavelmente será preciso repensar a ampliação tão grande dos critérios diagnósticos para TEA. É preciso debater mais do que a presença de um ou outro sintoma, a existência e o grau de prejuízos funcionais.

Falar muito sobre os diagnósticos, então, é um problema ou uma solução?

Sofrimento contagioso

A professora Elizabeth Hoover tirou uma licença médica da escola em que lecionava por suspeita de doença de Lyme. Trata-se de uma condição infecciosa transmitida pela picada de carrapatos, cujos sintomas iniciais são bastante inespecíficos: febre, cansaço e dores no corpo e nas articulações. No final das contas, a professora descobriu que não havia sido infectada. "Às vezes, quando uma doença está sendo muito comentada em revistas, na TV, é natural que a gente pense que está com ela", disse aos alunos da escola primária de Springfield, durante a segunda temporada de *Os Simpsons*. Como várias outras vezes, apesar de ser uma obra de ficção, o desenho acertou em cheio.

O ser humano é muito mais influenciável do que gosta de admitir. Atitudes, escolhas e até mesmo opiniões de nossos amigos, vizinhos ou colegas de trabalho exercem uma influência invisível sobre nós. Pesquisas sobre diversos aspectos da vida, desde felicidade até obesidade, passando por desempenho acadêmico, mostram quanto estar próximo de pessoas mais felizes, saudáveis ou estudiosas interfere em nosso comportamento.

Quando uma doença entra na moda, como foi o caso da nostalgia no século XVIII, passa a receber muita atenção. Conforme se fala cada vez mais dela, mais gente passa a identificar sintomas em si mesmo. Surgem mais diagnósticos, aumentando o burburinho, numa espiral crescente até que aquela moda atinja o ápice. Quanto mais inespecíficos os sintomas, como no caso do suposto Lyme da professora Hoover, mais intenso é esse processo. Dificilmente uma pessoa acreditará que tem uma fratura exposta se as redes sociais forem inundadas com fotos de ossos saindo do corpo. Mas se surge a suspeita de que situações frequentes – coisas como dificuldade para dormir, tendência a distração, dores nas costas, insatisfação conjugal – podem ser doenças causadas por vírus, bactérias, patrões ou radiação eletromagnética, muita gente vai se identificar.

Isso ocorreu quando um grupo de pesquisadores propôs uma intervenção para prevenir transtornos alimentares entre estudantes na Universidade Stanford, nos anos 1990. Como praticamente todo transtorno mental, esse diagnóstico é cercado de preconceito, dificultando tanto a prevenção primária (evitar que novos casos surjam) quanto a secundária (promover o diagnóstico precoce de casos existentes). Os cientistas bolaram então uma intervenção baseada na divulgação de informações, ensinando parte das calouras da faculdade a identificar sinais e sintomas de anorexia e bulimia. Semanas depois, eles compararam essas alunas com outras que não tinham participado do programa. Embora inicialmente a presença de queixas relacionadas aos transtornos alimentares fosse igual nos dois grupos, quem recebeu informações passou a apresentar mais sintomas.[116]

Várias explicações podem ser propostas aqui. Para começar, talvez o simples fato de pensar mais em determinados sintomas modifique a interpretação das pessoas sobre sensações corriqueiras. Posso estar um pouco desconfortável com meu peso, mas, se fico muito preocupado com transtornos alimentares, começo a achar que esse desconforto é na verdade uma distorção da imagem corporal, como acontece na anorexia. Outra possibilidade é que a divulgação ofereça às pessoas um modelo explanatório de doença, uma teoria para enquadrar seu sofrimento, levando a uma identificação com o diagnóstico. O médico que primeiro descreveu a bulimia, no final dos anos 1970, levantou essa hipótese diante da popularidade que inadvertidamente trouxe para o quadro: "Uma vez descrita [a bulimia], e eu assumo total responsabilidade por isso com meu artigo, havia uma linguagem comum para ela. E o conhecimento se espalha muito depressa", declarou anos depois.[117]

De fato, uma vez que a pessoa abraça um diagnóstico como explicação para seus problemas, dificilmente abre mão dele. Quando falo sobre burnout, como fiz alguns capítulos atrás, há sempre pessoas incomodadas ou francamente revoltadas com o que lhes parece a ameaça de perder a legitimidade para suas queixas. É como se, ao ouvir que burnout não é doença, todo o conjunto de explicações e justificativas que a pessoa construiu para si mesma perdesse o valor. A pessoa está exausta, exaurida em suas forças, mas sente que não tem o direito de simplesmente estar cansada do trabalho – como se isso fosse sinal de fraqueza. Ao adotar o modelo explanatório do burnout, ela tem um ganho primário claro. Inconscientemente, pensa: "Não estou cansada, estou doente. É errado estar cansada, mas não tem nada de mais em estar doente." Essa distinção traz alívio. Se burnout não for doença, ela terá que admitir que está esgotada, e o esgotamento sem o rótulo médico parece inaceitável.

Será que deveríamos falar menos sobre os transtornos mentais? Ou falar mais ainda? Os dilemas que cercam a divulgação de assuntos médicos ganham uma dimensão extra quando o tema é a psiquiatria.

Mas isso, como se diz, é um capítulo à parte.

Falar de mais ou de menos

Certa vez fui chamado para falar para profissionais de saúde mental sobre o estigma que cerca nossos pacientes. Espera-se que psiquiatras, psicólogos e terapeutas ocupacionais não tenham esse tipo de preconceito. A pergunta que eu deveria responder, portanto, era: por que "os outros" (a sociedade toda, para falar a verdade) têm preconceitos em relação às doenças mentais?

Mas, em vez disso, comecei falando sobre esquimós. Quando pensamos num esquimó, qual imagem nos vem à mente? Uma pessoa toda encapotada, só com parte do rosto de fora, na frente de um iglu, não é? Pensamos assim, mesmo que há muitos e muitos anos os inuítes – povo originário da região ártica – morem em casas definitivas e não usem mais esses abrigos de gelo, a não ser de forma folclórica. Ou seja, nós, profissionais da saúde, também temos visões estereotipadas, a diferença é que elas são direcionadas a outros grupos que não os pacientes psiquiátricos.

O exemplo dos esquimós ilustra o mesmo mecanismo que está por trás do estigma que cerca nossos pacientes: como não temos contato com os inuítes, não os vemos no dia a dia, nunca conversamos com eles, só o que sabemos é o que vemos em filmes ou desenhos animados. E a representação nesses casos é quase sempre estereotipada e caricata, criando em nossa mente uma imagem distante da realidade.

O mesmo fenômeno acontece com os transtornos mentais. A maioria das pessoas não convive com os pacientes, não interage com eles, só ouve falar disso em noticiários ou filmes. É aí que mora o problema: nas obras de ficção, pacientes psiquiátricos normalmente são violentos, quando não homicidas – eles aparecem sendo agressivos 10 vezes mais do que personagens sem transtorno mental.[118]

Distorção semelhante ocorre nas notícias: assim como ninguém publica manchete sobre aviões que não caem, os milhões de pessoas com transtorno mental que estão se tratando, estáveis, produtivas, felizes, não viram notícia. Basta algo excepcional acontecer, contudo, que todo mundo vai ouvir falar sobre aquela exceção – mais de metade das notícias sobre psiquiatria envolvem violência, quando nem 1% dos pacientes é violento.[119] A sociedade acaba com uma visão distorcida e equivocada.

É compreensível, então, que a melhor estratégia para combater o estigma contra os transtornos mentais seja ampliar a inclusão dos pacientes, promovendo maior interação com a sociedade e convívio. No entanto, essa é uma estratégia pontual, incapaz de ganhar escala para atingir um número relevante de pessoas.

A segunda melhor estratégia – essa, sim, capaz de chegar às massas – é divulgar amplamente informações adequadas, sólidas, de qualidade, que possam derrubar os mitos sobre o tema.

Ou seja, precisamos falar, e muito.

Quanto mais os transtornos mentais forem debatidos publicamente, mais diagnósticos surgirão. Isso não é necessariamente um problema, porque tem muita gente doente sem saber: nos países desenvolvidos, algo entre um terço e metade das pessoas com transtornos mentais não recebem tratamento adequado, número que alcança 80% nos países em desenvolvimento.[120] Um levantamento feito no Brasil mostrou que, entre jovens de 6 a 12 anos, 81% dos que tinham sintomas nunca haviam sido tratados.[121] Obviamente, nesses casos é bom que mais gente procure tratamento.

Mas e quando as pessoas que não estão doentes começam a enxergar sintomas onde não existem? É gente que está sofrendo, claro, atravessando fases difíceis, lidando com agruras, mas que, por não estarem doentes, não encontrarão alívio na medicina. A confusão lhes dá uma falsa esperança e as distrai de um caminho mais efetivo para lidar com suas dores. Sim, sem dúvida é um problema. Mas para mim ele se enquadra na categoria de efeito colateral: aquelas coisas desagradáveis com as quais às vezes temos que lidar quando usamos determinados tratamentos. Se o tratamento é eficaz e o efeito colateral é tolerável, é um preço que vale a pena pagar.

Nesse sentido, ter gente saudável achando que é doente é um preço que pagamos por esclarecer as pessoas doentes que acham que estão saudáveis. É um problema que a divulgação causa, mas menos grave do que o problema que ela trata.

O escritor Andrew Solomon, autor de *O demônio do meio-dia* – um dos principais livros de divulgação sobre depressão –, resumiu bem a situação ao falar sobre o uso de antidepressivos na sociedade:

> Os antidepressivos são tanto overprescritos [recomendados em excesso] como subprescritos [recomendados menos do que deveriam]. Estou mais preocupado com o segundo caso. Tem quem os tome para fugir de problemas comuns, mas, na minha experiência, essas pessoas acabam largando o medicamento quando percebem sua ineficácia nessa situação. Enquanto isso, aquelas que de fato precisam do remédio e não o tomam às vezes cometem suicídio.[122]

A solução, portanto, não é falar menos, e sim falar mais. E falar melhor. Algo que, em tempos de redes sociais, parece cada vez mais difícil.

Preste atenção no TDAH

Preste atenção, porque vamos falar do transtorno de déficit de atenção e hiperatividade, o famosíssimo TDAH. Ele reúne muitos elementos que discutimos, como o papel do ambiente na determinação de doenças, a diferença entre o normal e o patológico, a adesão da sociedade a explicações para seus males e influência da divulgação sobre a nossa percepção do problema. Quase uma síntese da nossa conversa.

Um dos pais da psicologia, William James, disse que a atenção é como uma lanterna num quarto escuro: nós a direcionamos para determinado foco quando queremos nos concentrar em algo. É uma metáfora poderosa, que encontra eco na nossa experiência cotidiana, mas hoje sabemos que não é tão precisa. A atenção voluntária tem mais a ver com filtrar os estímulos concorrentes, porque existe uma atenção espontânea que está o tempo todo ligada no entorno, monitorando o que deve ou não ganhar destaque em nossa consciência. Para ler e compreender esta frase, por exemplo, é preciso que seu cérebro ignore o carro passando, a buzina soando, o movimento na rua. Se você está esperando uma visita, torna-se muito mais difícil filtrar esses estímulos. Por outro lado, quando mergulhamos profundamente em algo (uma leitura, um filme, um jogo), a dificuldade é oposta: até estímulos importantes, como alguém chamando nosso nome, podem não ultrapassar as barreiras que erguemos.

Essa habilidade, como qualquer outra, varia de pessoa para pessoa. A maioria de nós está no meio-termo, mas nos extremos tem gente com grande capacidade de se concentrar e gente cuja atenção dura muito pouco. Tal característica é em grande parte determinada pela genética, mas não está livre de influência ambiental – se somos estimulados o tempo todo a mudar de foco, fica difícil sustentar a atenção, como se ela atrofiasse por falta de exercício.

No entanto, como vimos na discussão sobre anemia e a pressão atmosférica de La Paz, conhecer apenas o aspecto biológico não é suficiente para se chegar a um diagnóstico médico. A quantidade de glóbulos vermelhos varia em função da disponibilidade de oxigênio no ar. Da mesma forma, pouca atenção voluntária só será um problema se precisarmos nos concentrar. E quanto maior for essa necessidade, mais prejuízo sofrerá quem tem dificuldade nesse quesito.

Imagine um adolescente no tempo das cavernas. Ele estava sempre concentrado em suas pinturas rupestres, nas pedras que lascava, em aprender a fazer fogo, raramente se distraindo. O que parece o sonho de consumo para os pais modernos devia ser um pesadelo na época, pois a necessidade de sobrevivência tornava vantajoso estar ligado no entorno, com mais atenção espontânea do que voluntária. Talvez até um curandeiro fosse chamado para avaliar o rapaz e oferecesse um diagnóstico da Idade da Pedra, o "transtorno do déficit de *distração*". É a necessidade moderna de parar quieto, se concentrar e se desligar do entorno que torna prejudicial a dificuldade de sustentar a atenção.

Trata-se, então, de uma característica biológica – falta de flexibilidade na modulação de concentração conforme a necessidade – que se torna patológica porque, atualmente, prejudica a vida de quem a manifesta. O ponto de corte que separa a distração normal do déficit de atenção é, como sempre, o prejuízo que causa na vida da pessoa. Mas tal prejuízo varia de acordo com a sociedade em que estamos inseridos.

Essa definição cria uma armadilha, contudo. Certa vez fui procurado por uma pessoa que afirmava ter TDAH e queria pedir remédio. Essa pessoa sempre fizera duas reuniões ao mesmo tempo, trabalhava com três monitores de computador simultaneamente, mas agora não estava mais dando conta – o que só podia significar um déficit de atenção. Expliquei que não conseguir fazer aquilo tudo não eram sintomas, era simplesmente normal. A demanda crescente por produtividade, alta performance, rendimento, entregas e todo o jargão que o mundo do trabalho tenta fazer parecer que é normal, correto e até saudável exige, por vezes, um desempenho que na verdade é sobre-humano. As pessoas começam a achar que estão doentes porque não funcionam no ritmo que querem nos fazer crer que é o normal.

Receber (adequadamente ou não) o diagnóstico de TDAH pode, portanto, vir como um alívio. Mesmo que a pessoa não procure tratamento, há um ganho primário evidente: ela deixa de se sentir incompetente pois presume que seu cérebro é que tem um probleminha. De fato, ela não tem um cérebro apto para o mundo moderno, mas o problema está no mundo, não no cérebro. Como em outros exemplos que vimos, a doença vem como uma explicação e expiação - traz uma justificativa e alivia a culpa.

Nunca é demais lembrar que isso não quer dizer que deveríamos parar de falar sobre o tema. Assim como no caso da depressão, existem muitas pessoas que sofrem com TDAH e nem desconfiam que tenham um problema - num levantamento da Organização Mundial da Saúde feito em 10 países, de todos os adultos com TDAH, apenas 21,8% receberam algum tipo de tratamento e só 3,3% receberam tratamento específico para o diagnóstico.[123]

Então, sim, precisamos continuar falando, e de alguma forma construir faróis de bom senso no mar de desinformação em que as pessoas estão quase se afogando. O caso do TDAH nas redes sociais é emblemático do desafio - e é o que veremos a seguir.

Caiu na rede

Uma brincadeira recorrente entre os médicos hoje em dia é dizer que fazer residência – aquela forma de pós-graduação em que o formado fica sob treinamento em serviço por mais alguns anos – é só para quem não se garante no Instagram. A gente ri, mas é de nervoso. O alcance dos influenciadores na divulgação de informação é enorme, ultrapassando em muito o dos médicos, psicólogos ou qualquer outro profissional graduado. Mesmo entre os diplomados, o grau de influência está longe de ser proporcional ao de conhecimento.

Há alguns anos, uma plataforma virtual de saúde americana chamada PlushCare fez um estudo com os 500 vídeos do TikTok relacionados a saúde mental mais vistos na rede. Com cerca de 25 milhões de visualizações no total, eles foram revisados por profissionais médicos da plataforma, que avaliaram a precisão dos conselhos, as qualificações do criador e a presença de conflitos de interesse. A maioria dos vídeos (83,7%) continha informações imprecisas, com conselhos inadequados e outras formas de desinformação. Uma parcela menor mas significativa em números absolutos (14,2%) apresentava conteúdo equivocado que foi considerado potencialmente prejudicial. No caso particular do TDAH, 100% dos vídeos tinham ao menos uma informação errada.[124]

Cientistas canadenses e estadunidenses resolveram conduzir uma investigação sobre o tema e selecionaram os 100 vídeos mais vistos apenas sobre TDAH no TikTok, que somavam impressionantes 500 milhões de visualizações.[125] Como esperado, o conteúdo era bastante impreciso: menos da metade seguia critérios diagnósticos rigorosos; a maioria (68,5%) chamava de sintomas comportamentos que são apenas fenômenos normais da vida.

Mas a pesquisa foi além e avaliou o impacto do consumo desse tipo de desinformação na vida das pessoas. Oitocentos estudantes de psicologia foram convidados a assistir e avaliar os cinco vídeos mais precisos e os cinco mais inadequados. Aqueles que tinham o hábito de assistir a esse tipo de publicação com maior frequência avaliavam os vídeos de modo mais positivo, independentemente de sua qualidade. Mais que isso: o consumo também distorcia a opinião das pessoas quanto à prevalência do problema – o grupo que assistia a mais vídeos achava que um terço das pessoas tem TDAH, quando na verdade essa prevalência é de no máximo 5%.

Voltamos, assim, à mesma situação: falar de mais faz com que as pessoas vejam TDAH em todo lugar, mas falar de menos eleva o subdiagnóstico. E aqui também me parece que o efeito colateral da divulgação – mais gente se medicando sem necessidade –, embora grave, é preferível à alternativa, que seria mais gente com necessidade real de tratamento deixando de conseguir. Estima-se que algo em torno de 5% dos estudantes universitários usem remédios para TDAH na tentativa de melhorar seu desempenho cognitivo.[126] Esse uso sem indicação ou acompanhamento traz riscos, como, por exemplo, administração de medicamentos em doses inadequadas ou por tempo de mais ou de menos. Mas fato é que eles são mais seguros do que perigosos, e complicações sérias são raras. A consequência mais comum é o tiro sair pela culatra: as pessoas sentem que estão mais ligadas, mas o desempenho cognitivo não melhora – dependendo da tarefa, a performance pode até piorar.[127] É como se alguém sem problema de visão usasse óculos para tentar enxergar melhor.

Por outro lado, deixar de tratar o problema tem sérias consequências: não apenas os prejuízos escolares e profissionais são enormes, mas a desatenção e a hiperatividade estão ligadas a maior risco de acidentes e maior probabilidade de desenvolver dependência de substâncias. Um estudo brasileiro estimou que, no nosso país, apenas entre a população de crianças e adolescentes, o custo do subdiagnóstico do TDAH chega a 1,8 bilhão de reais por ano, em repetência escolar, acidentes, custos médicos, etc.[128]

Focamos aqui no TDAH, mas a mesma coisa ocorre com todos os transtornos mentais. Depressão e transtorno afetivo bipolar, por exemplo, também são subdiagnosticados. As informações nas redes sociais são enganosas – em mais de 90% dos vídeos, de acordo com o levantamento da PlushCare – e levam pessoas saudáveis a pensar que estão doentes. O tratamento desnecessário é ruim, mas menos do que a falta do tratamento necessário. Esse padrão se repete para praticamente qualquer diagnóstico.

Deixe-me colocar em números o que quero dizer: num levantamento mais atual, 93% das pessoas com algum diagnóstico psiquiátrico não recebem tratamento adequado. São dados recentes, publicados em 2025 a partir de um levantamento feito com mais de 51 mil cidadãos de 21 países em 5 continentes. Pouco mais de 1 em cada 10 pessoas (13,8%) preenchia critérios para algum transtorno. Mas, de todas essas, menos da metade reconhecia o problema, e, desse pequeno grupo, apenas um terço de fato havia buscado tratamento. Para piorar, da ínfima parcela que foi atendida, metade não recebeu tratamento eficaz. Fazendo as contas, isso significava só 6,9% de todos os doentes.[129]

Por trás desses números desanimadores, além da falta de serviços e de profissionais qualificados para lidar com saúde mental, está a desinformação. Campanhas de combate ao estigma que ensinem os pacientes a reconhecer os sintomas e os estimulem a buscar tratamento são desesperadoramente necessárias. Isso significa que mais gente vai achar que está doente sem estar? Sim. Mas justamente por isso precisamos levar mais informação ainda. Não é uma questão de não falar. Às vezes, é mais uma questão de como falar.

Veja como fala

Já ficou claro que a informação errada pode trazer prejuízo, levando as pessoas a equivocadamente achar que estão doentes. Combater a desinformação é uma batalha hercúlea, mas pelo menos sabemos o que fazer: desmentir e levar a informação correta. No entanto, nos deparamos com um desafio muito mais complicado quando nos damos conta de que mesmo a informação correta pode não ser muito favorável.

Evidências mostram que ocorre com diversas condições o fenômeno que vimos das alunas de Stanford, que passaram a apresentar mais sintomas de transtornos alimentares ao receber o treinamento sobre o tema. Os transtornos mentais são, em muitos aspectos, exageros ou distorções de experiências humanas normais – tristeza, ansiedade, distração, imaginação, desejos difíceis de controlar. Quando se fazem campanhas de conscientização mais incisivas, e de certa forma alarmistas, as pessoas ficam mais atentas a eles – e, por vezes, mais preocupadas ao identificá-los.

Uma equipe de cientistas realizou uma espécie de checkup psicológico em voluntários, avaliando itens como fadiga, estresse, preocupação e concentração, entre outros. Os participantes recebiam então resultados manipulados, mostrando escores de sintomas mais altos do que haviam de fato preenchido. Mais da metade dos voluntários não percebeu a manipulação e, uma semana depois, ao serem novamente testados, apresentaram escores realmente mais altos, relatando sintomas mais intensos do que antes.[130]

A solução, como eu disse, não é falar menos, mas mudar o jeito de falar.

Isso aconteceu nos Estados Unidos e no Brasil com as iniciativas de combate ao uso de drogas em escolas. Nos anos 1980, o programa americano D.A.R.E. (Drug Abuse Resistance Education, ou educação para resistência ao abuso de drogas) levou policiais às escolas para fazer palestras. Eles explicavam o que eram as drogas e informavam quais tipos existiam, tanto lícitas, como tabaco e álcool, quanto ilícitas, e orientavam os alunos a se recusar a usá-las. O D.A.R.E. inspirou o brasileiro Proerd (Programa Educacional de Resistência às Drogas e à Violência), que nos anos 1990 seguia os mesmos princípios: palestras de policiais alertando para os perigos das drogas. Quando esses programas começaram a ser estudados para se analisar sua efetividade, notou-se que, apesar da boa intenção, simplesmente não funcionavam.[131] No Brasil, as evidências científicas apontaram para a mesma direção, atestando a ineficácia do modelo.[132]

Mas, assim como para prevenir a infecção gastrointestinal a gente não precisa ficar falando de diarreia, mas de higiene, lavagem de mãos e de alimentos e água filtrada, na virada para 2010 esses programas mudaram seu foco, passando, nos Estados Unidos, a se chamar Keepin' it REAL em 2008 e, no Brasil, Caindo na Real, em 2014. Em vez de apresentar as drogas e seus perigos, os programas passaram a enfatizar as competências socioemocionais, promovendo autoconhecimento, autorregulação emocional, consciência social, habilidades de relacionamento e tomada de decisão responsável. A figura do policial passou a ser de facilitador e vídeos narrados por adolescentes foram incluídos, levando em conta os aspectos multiculturais, facilitando a identificação do público com a mensagem. Além disso, as palestras deram lugar a dinâmicas, dramatização e rodas de discussão, bem como passaram a envolver a família. Sim, ainda se falava sobre drogas, mas a ênfase claramente estava nos jovens, na construção de sua identidade e no seu desenvolvimento. As pesquisas com os novos programas, tanto nos Estados Unidos[133] como no Brasil,[134] mostraram que as mudanças foram positivas, e 15 anos depois de iniciado, o programa teve sua eficácia oficialmente reconhecida pelas autoridades americanas.[135]

Se falarmos o suficiente e da maneira correta, portanto, podemos chegar ao ponto de ajudar as pessoas a distinguir sofrimento e doença. Elas saberão suspeitar quando estão doentes e devem buscar tratamento. Mas e se concluírem que estão sofrendo, mas não doentes, o que devem fazer?

Aí é chegada a hora de elas começarem a falar.

Fala que eu te escuto

Tenho certeza de que você já testemunhou – se não protagonizou – aquela situação em que, durante uma aula ou palestra, ficamos remoendo uma dúvida, algo mal compreendido, até o momento em que se iniciam as perguntas. Levantamos a mão e começamos a falar, mas no momento mesmo em que estamos elaborando a pergunta nos damos conta da resposta. Chegamos a ficar constrangidos ao notarmos como era simples a questão que, quando estava solta em nossa mente, parecia tão complicada.

Quando falamos, somos obrigados a organizar melhor as ideias e ouvimos nós mesmos a explicação, coisa que faz muita diferença.

É importante saber que falar não é uma panaceia. Existem situações, inclusive, em que colocar as pessoas para falar é prejudicial. Até os anos 2000 acreditava-se que após um trauma era praticamente obrigatório que as vítimas se abrissem, falassem sobre a experiência traumática e externassem seus sentimentos, pois assim evitariam o adoecimento. Fazia sentido à luz da teoria da catarse, inspirada pela filosofia aristotélica, que propunha a necessidade de uma purificação, um expurgo de emoções. Por mais interessante que fosse a teoria, no entanto, na prática essa intervenção não funciona. A partir do final dos anos 1990, ela passou a ser estudada de forma rigorosa, e o conjunto de resultados das pesquisas com milhares de pacientes mostrou que falar sobre o trauma logo após sua ocorrência não reduzia o risco de desenvolvimento do transtorno do estresse pós-traumático, podendo até agravá-lo.[136]

Porém, respeitado o tempo de cada um, fato é que, no processo de contarmos nossa história, é comum compreendermos as coisas de forma diferente. Esse é um princípio importante por trás do alívio que falar nos traz. Conseguimos reinterpretar situações, vê-las de outros pontos de vista, permitindo que novos significados surjam a partir da conversa. Porque a fala permite não só que contemos, mas, principalmente, que recontemos a nossa história. Grande parte do nosso sofrimento vem da forma como interpretamos as ocorrências da vida, do significado que lhes atribuímos. E, como vimos no caso da dor – tão rejeitada numa extração dentária, mas tão acolhida no parto –, as experiências negativas podem ser muito menos intensas se inseridas numa narrativa que faça sentido.

"Fazer sentido" por vezes é apenas receber um nome. Para pacientes com dor crônica, isso pode ser até mais importante do que o próprio tratamento.[137] Encontrar uma explicação para a dor, a perda, o mal-estar reduz a sensação de estarmos à deriva, num mar caótico de sintomas misteriosos. Por isso todos os rituais de cura – desde uma reza até uma consulta médica com um especialista – apresentam alguma explicação para o problema, ajudando-nos a compreendê-lo em nossos termos, com nosso vocabulário. "Em um sentido psicológico, assim, o diagnóstico em si é uma forma de tratamento, convertendo o desconhecido em conhecido e reduzindo a incerteza e a ansiedade do paciente e da família", observa Helman.[138]

Em outros casos, dar sentido pode ser algo mais profundo. As coisas simplesmente são; achar seu sentido cabe a nós. E "achar" aqui é tanto sinônimo de supor como de encontrar. Não creio que por trás de todo evento haja necessariamente um propósito, mas tampouco duvido que ele possa existir. Mesmo após grandes traumas, muitas pessoas conseguem não apenas seguir em frente, mas crescer com a adversidade. Um evento traumático – uma doença que surge na família, uma perda, um acidente, um episódio de violência – causa um abalo na rotina, exigindo uma reacomodação das ideias: a experiência precisa ser integrada de alguma forma em nossa visão de mundo, ou a visão de mundo precisa ser ajustada diante do ocorrido. O crescimento pós-trauma ocorre quando esses ajustes levam as pessoas a experimentar mudanças positivas em diferentes áreas: revisão de valores na vida, fortalecimento dos vínculos pessoais, abertura para novas oportunidades, aumento da autoeficácia e evolução existencial ou espiritual. Não se trata de negar a gravidade do problema, nem de fechar os olhos para a dor que ele causa, mas de, ao mesmo tempo, encontrar sentidos ali.

Estima-se que pelo menos algumas dessas mudanças positivas, descritas sistematicamente pela primeira vez nos anos 1990, aconteçam em metade ou até dois terços das pessoas que atravessam traumas. O tipo de trauma, a personalidade prévia, a presença de transtornos mentais, tudo isso influencia. Mas as pesquisas mostram que tanto o engajamento cognitivo, isto é, refletir ativamente sobre a situação, como o suporte social e a capacidade de se abrir sobre as emoções negativas são fatores importantes para que o crescimento pós-trauma aconteça.[139]

A maioria das pessoas que atravessam um trauma não adoece. Mas todas sofrem. Logo, nem todos precisamos de remédio, mas todos nos beneficiamos de cuidado.

Cuidado!

Certa vez fui convidado por um grande laboratório para fazer uma palestra sobre o tema cuidado, em comemoração pelo Dia do Médico. Ao me debruçar sobre o significado de cuidar, tive alguns insights muito interessantes, que desde então gosto de compartilhar sempre que posso.

Quando pensamos em cuidado, a imagem que vem à mente é de dar um auxílio, no mais das vezes de forma afável, carinhosa. A mãe cuidando do filho, o cuidador de idosos, o cuidado que temos com a saúde. Mas esses aspectos são consequências do real significado da palavra, que vem do latim *cogitare*: pensar, refletir, meditar e, por extensão, prestar atenção. De fato, quando vemos uma placa na estrada alertando "Cuidado com o buraco", o que fazemos? Pegamos uma pá e terra para acolhê-lo, tapá-lo com capricho? É claro que não. Nós dirigimos com mais *atenção* porque tem um buraco no caminho. Quando se pede a alguém para cuidar de um bebê, a tarefa mais importante da pessoa é estar atenta. Trocar fralda, alimentar, dar banho, todo trato é decorrente da atenção dada à criança.

Não é por acaso que a Dra. Cicely Saunders dava tanta importância ao cuidado. Ela sabia o que estava falando: formada em Enfermagem, Serviço Social e posteriormente em Medicina, Saunders é uma figura central no movimento dos cuidados paliativos, especialidade médica que enfatiza o alívio do sofrimento e a melhoria da qualidade de vida dos pacientes. Num artigo escrito em 1960, após apresentar algumas opções de tratamento para a dor emocional em pacientes com câncer em estágio terminal, ela conclui: "Aqui mais do que em qualquer lugar importa que 'nos demos a nós mesmos junto com as pílulas'. O sofrimento mental é mais bem amparado pelo ouvinte de verdade. (...) Esse é o grande consolo, porque o sofrimento só é intolerável quando ninguém cuida."[140] No original em inglês, ela diz "*when nobody cares*", o que deixa ainda mais claro o sentido de que ninguém cuidar é também ninguém se importar, ninguém prestar atenção.

Por isso mesmo a solidão está tão associada ao sofrimento. Lembre-se do capítulo em que vimos que isolar uma pessoa num jogo virtual causa dor. Somos seres sociais. Na história evolutiva humana, ter apreço à vida em grupo foi uma grande vantagem – aqueles que eram naturalmente isolados não tinham tanta chance de deixar descendentes, o isolamento era uma ameaça de morte. Daí ser tão aversivo.

Nos últimos anos, a solidão tem chamado a atenção das autoridades de saúde. Em 2018, o Reino Unido criou uma estratégia governamental voltada para combater a solidão, chamada de Ministério da Solidão (Ministry of Loneliness), como resultado de uma ampla investigação sobre o tema liderada pela parlamentar Jo Cox. Nos Estados Unidos, esse foi o tema do relatório do Dr. Vivek Murthy, principal autoridade de saúde pública dos Estados Unidos em 2023.[141] O documento mostrava que a solidão (a sensação de não ter com quem contar) dobra o risco de depressão e suicídio e aumenta em 50% o risco de demência. A mortalidade aumenta em níveis equivalentes a fumar 15 cigarros por dia. No mesmo ano, a Organização Mundial da Saúde criou uma comissão para a promoção da conexão social, encarando a solidão como ameaça à saúde, estudando soluções para o problema a serem implantadas globalmente. Há iniciativas em curso ocorrendo em muitos países: Japão, Canadá, Austrália, Dinamarca, Holanda, e muitas outras vêm sendo testadas: treinar os profissionais da saúde para incluir em sua avaliação inicial dados sobre solidão e prescrever o contato social; reformas urbanísticas que propiciem mais encontros e convívio entre os cidadãos; financiamento de ONGs que atuem no combate ao isolamento, sobretudo de idosos; financiamento de iniciativas como clubes de leitura, jardinagem, trabalho voluntário.

Para que essas iniciativas funcionem, é preciso que as pessoas primeiro se deem conta de que estão solitárias, sofrendo por isso. E, depois, é preciso que queiram mudar esse estado de coisas. A solidão cria uma armadilha na qual o sujeito fica desanimado por estar só, e, por estar desanimado, não tem energia para combater a solidão, correndo risco de entrar num círculo vicioso.

Mas o esforço vale a pena. Mesmo para os introvertidos, como eu, a socialização é benéfica. Sim, nossa bateria social acaba mais rápido, mas quando agimos de forma mais extrovertida, buscando conexão genuína – não apenas conversas de elevador –, normalmente nos sentimos melhor. Existe uma clara associação entre nos comportarmos de forma mais extrovertida que nosso padrão habitual – sendo mais gregários, comunicativos, entusiasmados – e termos mais sentimentos positivos nessas ocasiões.[142]

Não seremos cuidados se estivermos sozinhos. Mas se tivermos quem cuide de nós, os inevitáveis sofrimentos da vida não serão insuportáveis. Vejamos por quê.

Todos por todos

Nos últimos tempos, toda virada de ano tento estipular uma ou duas metas em áreas nas quais acredito que posso melhorar. De 2023 para 2024, minha resolução de ano-novo foi "socializar mais". Não me propus a fazer uma transformação radical, a negar minha personalidade. O objetivo era apenas criar mais oportunidades para me conectar com pessoas, em diferentes contextos e níveis de profundidade. Poderia ser marcar um almoço com alguém ou simplesmente puxar papo com algum colega de trabalho por poucos minutos num encontro por acaso. Naquele ano, fui a eventos aos quais não iria espontaneamente e estabeleci diálogos que não teriam ocorrido se não fosse a tal resolução de ano-novo. E assim como a gente nunca se arrepende de ir à academia quando consegue superar a preguiça, não me arrependi de nenhum desses esforços. Os contatos eventuais, superficiais, trazem um bem-estar fugaz, é verdade, mas nessa jornada tenho criado vínculos mais profundos com o tempo, o que é extremamente benéfico.

Para mim, faz todo sentido concluirmos esta longa conversa sobre o sofrimento destacando o papel das conexões humanas no seu alívio. O mais longo estudo de coorte (aquelas pesquisas em que se acompanha a vida das pessoas ao longo dos anos) já realizado é o Estudo de Harvard sobre o Desenvolvimento Adulto, que examina regularmente os mesmos homens – e atualmente também seus filhos – desde 1938. Ao longo das décadas, pilhas de informações foram extraídas a partir dos milhares de dados coletados, mas poucas foram mais surpreendentes do que aquelas reveladas pelo quarto diretor do estudo, o Dr. Robert Waldinger: "Bons relacionamentos nos mantêm mais saudáveis e mais felizes. Ponto final."[143] Ter com quem contar de fato está associado a uma vida mais longa, mais saudável e mais feliz. *Só* isso.

Waldinger descobriu ainda que os bons relacionamentos aliviam o impacto emocional da dor. "Nossos homens e mulheres com relacionamentos mais felizes relataram, na faixa dos 80 anos, que nos dias em que sentiam mais dor física, seu humor permanecia igualmente bom. Mas entre as pessoas que estavam em relacionamentos infelizes, nos dias em que relatavam mais dor física, ela era amplificada por mais dor emocional", conta em sua palestra para o TED Talks.[144]

Tenho uma hipótese de por que isso acontece. Existem muitas estratégias cognitivas – ou mentais, se preferir – para lidar com a dor.[145] Distração é uma delas: mudar o foco, envolver a mente em outras coisas e tentar não pensar naquilo não é fácil, mas reduz a intensidade do sofrimento. A reestruturação cognitiva, ou seja, pensar sobre a dor de uma forma diferente, também é eficaz: mudar de opinião, por exemplo, passando a encará-la como sinal de que o corpo está se defendendo em vez de definhando; ou deixar de considerá-la insuportável e se convencer de que é tolerável. Outra técnica é conhecida como ativação comportamental:[146] a ideia é que estados emocionais e comportamentos se influenciam mutuamente, numa via de mão dupla – se estamos doloridos, ficamos presos na cama; mas presos na cama nos entristecemos e sentimos mais dor. Se conseguimos nos obrigar a agir como se estivéssemos animados, nos sentimos mais bem-dispostos, melhorando o humor e reduzindo a resposta emocional negativa.

Parece claro para mim que colocar em prática essas estratégias é mais fácil se não estamos sozinhos. Encontrar algo para nos distrair, acreditar que dá para suportar a dor, pensar em outros enquadramentos para ela, levantar da cama e fazer algo prazeroso, tudo é menos complicado se temos pessoas queridas ao nosso lado. Não espanta que a dor incomode menos quem tem bons relacionamentos.

Agora, lembre-se de que dor e sofrimento andam de mãos dadas; logo, as mesmas estratégias que funcionam para uma funcionam para o outro. Distração, ressignificação, ativação comportamental, tudo isso também tem eficácia para lidarmos com o sofrimento.

Não é à toa que, se sofrer é ruim, sofrer sozinho é muito pior.

Conclusão

Será que uma doença pode deixar alguém mais saudável?

Durante alguns anos acompanhei uma pessoa* que sofria bastante por sua condição. Apresentava transtorno bipolar bastante instável, difícil de tratar por conta do uso concomitante de álcool. Tinha muita dificuldade de trabalhar, mas ao mesmo tempo não conseguia ser afastada por doença, dada a inconstância do seu quadro. Brigava em casa, não tomava os remédios, sumia por dias, criava problemas no trabalho, a vida era um caos. Até que um dia ela sofreu uma queda de grande altura, que resultou em traumatismo craniano e perda de movimentos nas pernas. Depois disso, eu a atendi apenas mais uma ou duas vezes, e me espantei ao ver como sua vida havia melhorado. Ela havia conquistado o benefício por invalidez, sua relação com a família melhorou, os familiares passaram a

* A essência da história foi preservada, mas vários detalhes foram modificados para preservar a identidade da pessoa.

cuidar de sua medicação, ela não bebia mais. Estava feliz como eu nunca a tinha visto.

Essa história me marcou muito. Ela embaralha completamente os conceitos de doença e sofrimento. Se nos lembrarmos dos critérios que vimos ao longo do livro sobre o que é doença – uma condição que foge do padrão, altera o funcionamento do organismo, reduz sua flexibilidade ou adaptabilidade, traz sofrimento –, tal paciente estava mais doente de acordo com quase todos, exceto no aspecto do sofrimento. É confuso: ele havia piorado, mas também melhorado. Não consigo deixar de pensar que estava ao mesmo tempo pior e melhor.

Não estamos falando aqui das culturas em que deficiências físicas são fonte de prestígio,[147] como os Amhara da Etiópia, que atribuem poderes sobrenaturais a pessoas com nanismo, considerando-as *debtera* – curandeiros especialmente bem-sucedidos –, ou de áreas rurais da Coreia, onde alguns homens cegos são chamados de *pongsa*, adivinhos que leem a sorte, determinam locais para edifícios e sepulturas, rezam por chuva e lançam maldições. Não. Estamos falando da modernidade urbana, que estigmatiza os deficientes e isola os doentes. Mas mesmo assim a pessoa estava melhor.

Havia duas grandes diferenças na vida daquela pessoa desde que ela perdera os movimentos. Primeiro, ela finalmente conseguira segurança financeira, com a aposentadoria por invalidez. E segundo, as relações familiares se tornaram muito mais positivas. Só consigo enxergar essas explicações para o paradoxo dessa história.

A vulnerabilidade social, marcada por insegurança quanto à provisão das necessidades, é uma fonte de sofrimento clara.[148]

Além de ser fator de risco para diversas doenças, por si só ela mantém as pessoas num estado de inquietação, desconforto, tensão e incerteza. Aumentar o nível de segurança financeira, portanto, alivia o sofrimento. E, como vimos, a presença de suporte social e sensação de pertencimento e conexão é um verdadeiro bálsamo para nossas dores. Sozinhos, interpretamos a realidade de maneira mais ameaçadora, sentimos mais dor, ficamos mais tristes.[149] Até os problemas parecem mais difíceis: pessoas prestes a começar uma trilha morro acima superestimam a inclinação da subida quando estão sozinhas, em comparação com os eventos em que estão em dupla.[150] Isso sem mencionar que o suporte social está associado a diversos comportamentos mais saudáveis e melhor adesão a tratamentos médicos.[151]

Ao longo de minhas pesquisas para este livro, fui levado a rever diversos conceitos sobre sofrimento e doença, mas mantinha ao menos uma convicção: independentemente de qualquer discussão filosófica, era inquestionável que a doença podia ser definida pela redução da autonomia dos pacientes. Até que li o relato de Roy Grinker afirmando que esse parâmetro não faz sentido em determinadas tribos africanas. Elas são tão coletivistas que quando uma pessoa não pode mais fazer algo sozinha, outras simplesmente farão com ela ou mesmo por ela, sem que isso represente qualquer abalo na normalidade. É uma visão transformadora: um paciente idoso que desenvolva doença de Alzheimer, por exemplo, precisa de ajuda para tudo, mas isso não o coloca numa categoria diferente numa sociedade coletivista. Não é um problema, sequer é uma questão. Significa que o Alzheimer não existe, que é uma construção social? Claro que não. Esses insights não negam a existência das doenças, tampouco dos transtornos mentais, mas lançam uma nova luz sobre a relação entre sofrimento e doença. Insisti muito que sofrimento não é doença, e vemos agora que a doença também não precisa ser sofrimento.

Procurei enfatizar que enfrentamos tanto a falta como o exagero. Existe um exagero de diagnósticos em pessoas que acham que estão doentes quando estão só sofrendo, o que é ruim. E existe também a falta de diagnósticos em pessoas doentes que acham estar apenas sofrendo, o que é pior.

Aliás, se você tem dúvidas, recomendo buscar ajuda profissional sem demora – é melhor procurar e descobrir que não era nada do que o contrário.

Descobri que uma boa maneira de enfrentar esses problemas é falar ainda mais e ainda melhor. Porém mais do que sobre as doenças, é preciso falar sobre a saúde. E mais do que sobre o sofrimento, é preciso falar sobre o cuidado.

Porque quanto menos isolados formos, quanto mais conectados nos sentirmos, quanto mais cuidado tivermos, mais suportáveis serão mesmo nossos piores momentos, sejam sofrimentos, sejam doenças.

Notas e referências

1 Callaghan, S., Doner, H., Medalsy, J., Pione, A., Teichner, W. "The trends defining the $1.8 trillion global wellness market in 2024", McKinsey & Company, 16 de janeiro de 2024. Disponível em: https://tinyurl.com/r579cvw

2 Anderson, R. "Global rise in negative emotions including pain", The Society Pages, 16 de fevereiro de 2020. Disponível em: https://thesocietypages.org/worldsuffering/2020/02/16/global-suffering-on-the-rise

3 Callaghan, 2024.

4 Organização Mundial da Saúde (OMS). "Mental Health and COVID-19: Early evidence of the pandemic's impact". Resumo científico, OMS, 2 de março de 2022.

5 Bray, F., Laversanne, M., Sung, H., Ferlay, J., Siegel, R.L., Soerjomataram, I., Jemal, A. "Global cancer statistics 2022: GLOBOCAN estimates of incidence and mortality worldwide for 36 cancers in 185 countries". *Cancer Journal for Clinicians*, maio-jun. 2024, vol. 74, n. 3, pp. 229-263.

6 Macchia, L. "Pain trends and pain growth disparities, 2009–2021". *Economics and Human Biology*, dez. 2022, vol. 47, p. 101200.

7 Bobbio, Marco. *O doente imaginado*. São Paulo: Bamboo Editorial, 2014.

8 Le Breton, David. *Antropologia da dor*. São Paulo: Editora Unifesp, 2013.

9 Le Breton, 2013, p. 12.

10 Mann, J., Sargeant, B.L., Watson-Capps, J.J., e outros. "Why Do Dolphins Carry Sponges?", PLOS One, vol. 3, n. 12, 2008, p. e3868.

11 Freymann, E., Carvalho, S., Garbe, L.A., e outros. "Pharmacological and behavioral investigation of putative self-medicative plants in Budongo chimpanzee diets", PLOS One, vol. 19, n. 6, 2004, p. e0305219.

12 Seinfeld, J. (intérprete) (1998). *I'm telling you for the last time* [Especial de comédia stand-up]. HBO.

13 Helman, Cecil G. *Cultura, saúde e doença*. 5ª edição. Porto Alegre: Artmed, 2019, p. 119.

14 Helman, 2019.

15 Leonardi, E. "Aproximadamente 90% dos brasileiros realizam automedicação, atesta ICTQ", ICTQ, s/d. Disponível em: tinyurl.com/4ysdufb2

16 Helman, 2019, p. 80.

17 Helman, 2019, p. 130.

18 Cermin, A., Berry, C., Burton, S., Howlett, E. "The effects of the FTC-mandated disclosure on homeopathic product purchase intentions and efficacy perceptions", *Journal of Business Research*, Elsevier, 2019. vol. 101, n. C, pp. 47–58.

19 Adam, Philippe. *Sociologia da doença e da medicina*. Bauru, SP: Edusc, 2001, p. 129.

20 Sontag, Susan. *Doença como metáfora. Aids e suas metáforas*. São Paulo: Companhia das Letras, 2007, p. 11.

21 Canguilhem, Georges. *O normal e o patológico*. 7ª edição. Rio de Janeiro: Forense Universitária, 2012, p. 10.

22 Malkin, H. "Julius Cohnheim (1839–1884): His life and contributions to pathology", *Annals of Clinical and Laboratory Science*, vol. 14, n. 5, 1º de setembro de 1984, pp. 335–342.

23 Hegenberg, Leonidas. *Doença, um estudo filosófico*. Rio de Janeiro: Fiocruz, 1998, p. 54.

24 Canguilhem, 2012, p. 96.

25 Canguilhem, 2012, p. 89.

26 Canguilhem, 2012, p. 84.

27 Hegenberg, 1998, p. 17.

28 Guirguis-Blake, J.M., Evans, C.V., Webber, E.M., Coppola, E.L., Perdue, L.A., Weyrich, M.S. "Screening for Hypertension in Adults: Updated Evidence Report and Systematic Review for the US Preventive Services Task Force", *Journal of the American Medical Association*, vol. 325, n. 16, 27 de abril de 2021, pp. 1657–1669. DOI: 10.1001/jama.2020.21669. PMID: 33904862.

29 Avenell, A., Gillespie, W.J., Gillespie, L.D., O'Connell, D. "Vitamin D and vitamin D analogues for preventing fractures associated with involutional and post-menopausal osteoporosis", *Cochrane Database of Systematic Reviews*, vol. 3(N), 2005, CD000227. DOI: 10.1002/14651858.CD000227.pub2

30 Canguilhem, pp. 163, 164.

31 Fernandes, Millôr. *Millôr definitivo: A bíblia do caos*. Porto Alegre: L&PM, 2020, p. 358.

32 Canguilhem, 2012, p. 53.

33 Hegenberg, 1998, p. 95.

34 Helman, 2019, p. 113.

35 Canguilhem, 2012, p. 55.

36 Donne, John. *Devotions Upon Emergent Occasions*, 8 de dezembro de 2007 [e-book #23772]. Projeto Gutenberg. Disponível em: www.gutenberg.org/files/23772/23772-h/23772-h.htm

37 Helman, 2019, p. 113.

38 Le Breton, 2013, p. 113.

39 Canguilhem, 2012, p. 30.

40 Neves, Walter A. *Um esqueleto incomoda muita gente*. Campinas: Editora Unicamp, 2013.

41 Hager, Thomas. *Dez drogas: As plantas, os pós e os comprimidos que mudaram a história da medicina*. São Paulo: Todavia, 2020, p. 21.

42 Hager, 2020, p. 102.

43 Le Breton, 2013, p. 167.

44 Le Breton, 2013.

45 Le Breton, 2013, p. 68.

46 Macchia, L. "Pain trends and pain growth disparities, 2009–2021", *Economics & Human Biology*, vol. 47, 2022.

47 Le Breton, 2013, p. 168.

48 De Ridder, D., Adhia, D., Vanneste, S. "The anatomy of pain and suffering in the brain and its clinical implications", *Neuroscience and Biobehavioral Reviews*, vol. 130, 2021, pp. 125–146.

49 Eisenberger, N.I., Lieberman, M.D., Williams, K.D. "Does rejection hurt? An FMRI study of social exclusion", *Science*, vol. 302, n. 5643, 10 de outubro de 2003, pp. 290-292. DOI: 10.1126/science.1089134. PMID: 14551436.

50 Kross, E., Berman, M.G., Mischel, W., Smith, E.E., Wager, T.D. "Social rejection shares somatosensory representations with physical pain", *Proceedings of the National Academy of Sciences of the USA*, vol. 108, n. 15, 2011, pp. 6270–6275.

51 Dewall, C.N., Macdonald, G., Webster, G.D., Masten, C.L., Baumeister, R.F., Powell, C., Combs, D., Schurtz, D.R., Stillman, T.F., Tice, D.M., Eisenberger, N.I. "Acetaminophen reduces social pain: behavioral and neural evidence", *Psychological Science*, vol. 21, n. 7, julho de 2010, pp. 931–937.

52 Hofman, S., Wieser, M.J., Van der Veen, F.M. "Acetaminophen

does not affect cardiac and brain responses to social rejection but seems to attenuate behavioral adaptation in a social judgment task", *Social Neuroscience*, vol. 16, n. 4, agosto de 2021, pp. 362–374.

53 Mischkowski, D., Crocker, J., Way, B.M. "From painkiller to empathy killer: acetaminophen (paracetamol) reduces empathy for pain, Social Cognitive and Affective Neuroscience", vol. 11, ed. 9, setembro de 2016, pp. 1345–1353.

54 Sontag, 2007, p. 65.

55 Helman, 2019, p. 225.

56 Nasser, M. "Psychiatry in Ancient Egypt", *Psychiatric Bulletin*, vol. 11, 1987, pp. 420–422.

57 Pessotti, Isaias. *A loucura e as épocas*. Rio de Janeiro: Editora 34, 1994, p. 47.

58 Pessotti, 1994.

59 Starobinski, Jean. *A tinta da melancolia: uma história cultural da tristeza*. São Paulo: Companhia das Letras, 2016, p. 41.

60 Lieberman, Jeffrey A. *Psiquiatria: uma história não contada*. São Paulo: Editora WMF Martins Fontes, 2016, p. 34.

61 Lieberman, 2016, p. 95–96.

62 Lieberman, 2016, p. 103.

63 Gullar, F. "A sociedade sem traumas". *Folha de S.Paulo*, 26 de abril de 2009. Disponível em: www1.folha.uol.com.br/fsp/ilustrad/fq2604200920.htm

64 Rosenhan, D.L. "On being sane in insane places", *Science*, vol. 179, n. 4070, 19 de janeiro de 1973, pp. 250-258.

65 Lieberman, 2016, p. 110.

66 Organização Mundial da Saúde. *Report of the International Pilot Study of Schizophrenia, vol. 1: Results of the initial evaluation phase*, 1973, Genebra.

67 Helman, 2019, p. 117.

68 Lieberman, 2016, p. 119.

69 Canguilhem, 2012, p. 127.

70 Shea, S.E., Gordon, K., Hawkins, A., Kawchuk, J., Smith, D. "Pathology in the Hundred Acre Wood: a neurodevelopmental perspective on A.A. Milne", *Canadian Medical Association Journal*, vol. 163, n. 12, 12 de dezembro de 2000, pp. 1557-1559.

71 DSM 5, ArtMed, pp. 833, 834.

72 DSM 5, ArtMed, pp. 836-837.

73 Phillips, D., Liu, G., Kwok, K., Jarvinen, J., Zhang, W., Abramson, I. "The Hound of the Baskervilles effect: natural experiment on the influence of psychological stress on timing of death", *British Medical Journal*, vol. 323, n. 7327, 2001, pp. 1443–1446.

74 Keller, A., Litzelman, K., Wisk, L.E., Maddox, T., Cheng, E.R., Creswell, P.D., Witt, W.P. "Does the perception that stress affects health matter? The association with health and mortality", *Health Psychology*, vol. 31, n. 5, setembro de 2012, pp. 677-84.

75 Laferton, J.A.C., Bartsch, L.M., Möschinger, T., Baldelli, L., Frick, S., Breitenstein, C.J., Züger, R., Annen, H., Fischer, S. "Effects of stress beliefs on the emotional and biological response to acute psychosocial stress in healthy men", *Psychoneuroendocrinology*, vol. 152, junho de 2023, p. 106091.

76 Helman, 2019, p. 267.

77 Helman, 2019, p. 267.

78 Starobinski, 2016, p. 225.

79 www.who.int/news/item/28-05-2019-burn-out-an-occupational-phenomenon-international-classification-of-diseases

80 Organização Mundial da Saúde (OMS). *Classificação Estatística Internacional de Doenças e Problemas Relacionados à Saúde (11ª revisão)*, 2019. Disponível em: icd.who.int/pt

81 OMS, 2019.

82 Starobinski, 2016, p. 208.

83 Paiva, S.H., Barros, D.M. "Burnout", em Barros, D.M,. Castellana, G.B. *Psiquiatria Forense: interfaces jurídicas, éticas e clínicas.* Porto Alegre: Artmed, 2020, p. 365.

84 Adam, 2001, p. 91.

85 Adam, 2001, p. 122.

86 Adam, 2001, p. 121.

87 Helman, 2019, p. 119.

88 Freyre, Gilberto. *Sociologia da medicina*. São Paulo: É Realizações, 2009, p. 173.

89 Freyre, 2009, p. 173.

90 Freyre, 2009, p. 175.

91 Helman, 2019, p. 118.

92 Barros, D.M. *O lado bom do lado ruim*. Rio de Janeiro: Sextante, 2020, p. 52.

93 Starobinski, 2016, p. 205.

94 Starobinski, 2016, p. 206.

95 Starobinski, 2016, p. 223.

96 Twitchell, J.B. *Twenty Ads That Shook the World: The Century's Most Groundbreaking Advertising and How It Changed Us All.* Nova York: Crown, 2001, p. 64.

97 Twitchell, 2001, p. 65.

98 Grand View Research. Dietary Supplements Market Size, Share & Trends Analysis Report By Ingredient (Vitamins, Minerals, Probiotics), By Form (Capsules, Gummies, Liquids), By End User, By Application, By Type, By Distribution Channel, By Region, And Segment Forecasts, 2024–2030.

99 Guallar, E., Stranges, S., Mulrow, C., Appel, L.J., Miller, E.R. 3o. "Enough is enough: Stop wasting money on vitamin and mineral supplements". *Annals of Internal Medicine*, 17 de dezembro de 2013, vol. 159, n. 12, pp. 850-851.

100 Paranjpe, M.D., Chin, A.C., Paranjpe, I., e outros. "Self-reported

health without clinically measurable benefits among adult users of multivitamin and multimineral supplements: a cross-sectional study". *BMJ Open*, 2020, 10, p. e039119.

101 Cleary, M. Menopause care is moving out of the shadows: Brands want in. *Vogue Business*. Disponível em: www.voguebusiness.com/story/beauty/menopause-care-is-moving-out-of-the-shadows-brands-want-in, 2 de maio de 2025.

102 The Lancet. "Time for a balanced conversation about menopause", *The Lancet*, 9 mar. 2024, vol. 403(10430), p. 877.

103 Hickey, M., LaCroix, A.Z., Doust, J., Mishra, G.D., Sivakami, M., Garlick, D., Hunter, M.S. "An empowerment model for managing menopause". *The Lancet*, 9 de março de 2024, vol. 403(10430), pp. 947–957.

104 Organização Mundial da Saúde. Health promotion glossary. Genebra: OMS, 1998.

105 Copp, T., Pickles, K., Smith, J., Hersch, J., Johansson, M., Doust, J., McKinn, S., Sharma, S., Hardiman, L., Nickel, B. "Marketing empowerment: how corporations co-opt feminist narratives to promote non-evidence based health interventions". *British Medical Journal*, 14 de fevereiro de 2024, n. 384, p. e076710.

106 Centros de Controle e Prevenção de Doenças dos Estados Unidos. *Data and statistics on autism spectrum disorder*, 15 de abril de 2025. Disponível em: www.cdc.gov/autism/data-research/index.html.

107 Grinker, Roy Richard. *Ninguém é normal*. Porto Alegre: Arquipélago, 2024, p. 347.

108 *Folha de S.Paulo*. Disponível em: https://www1.folha.uol.com.br/mercado/2024/01/autismo-supera-cancer-em-custos-de-planos-de-saude-diz-setor.shtml.

109 www.imdb.com/list/ls534159947/

110 Grinker, 2024, p. 347.

111 Maenner, M.J., Warren, Z., Williams, A.R., e outros. "Prevalen-

ce and Characteristics of Autism Spectrum Disorder Among Children Aged 8 Years – Autism and Developmental Disabilities Monitoring Network", 11 Sites, United States, 2020. MMWR Surveillance Summaries 2023, vol. 72 (n. SS-2), pp. 1–14.

112 Polyak, A., Kubina, R.M., Girirajan, S. "Comorbidity of intellectual disability confounds ascertainment of autism: implications for genetic diagnosis". *American Journal of Medical Genetics Part B Neuropsychiatry Genetics*, out. 2015, vol. 168, n. 7, pp. 600–608.

113 Grinker, 2024, p. 233.

114 Arvidsson, O., Gillberg, C., Lichtenstein, P., Lundström, S. "Secular changes in the symptom level of clinically diagnosed autism". *Journal of Child Psychology and Psychiatry*, jul. 2018, vol. 59, n. 7, pp. 744–751. DOI: 10.1111/jcpp.12864.

115 Rødgaard, E.M., Jensen, K., Vergnes, J.N., Soulières, I., Mottron, L. "Temporal Changes in Effect Sizes of Studies Comparing Individuals With and Without Autism: A Meta-analysis". *JAMA Psychiatry*, 1º de novembro de 2019, vol. 76, n. 11, pp. 1124–1132.

116 Mann, T., Nolen-Hoeksema, S., Huang, K., Burgard, D., Wright, A., Hanson, K. "Are two interventions worse than none? Joint primary and secondary prevention of eating disorders in college females". *Health Psychology*, maio de 1997, vol. 16, n. 3, pp. 215–225.

117 Grinker, 2024, p. 230.

118 Signorielli, N. "The stigma of mental illness on television". *Journal of Broadcasting & Electronic Media*, 1989; vol. 33, n. 3, pp. 325–331.

119 McGinty, E.E., Kennedy-Hendricks, A., Choksy, S., Barry, C.L. "Trends In News Media Coverage Of Mental Illness In The United States: 1995-2014". *Health Affairs (Millwood)*, 1º de junho de 2016, vol. 35, n. 6, pp. 1121-1129.

120 Organização Mundial da Saúde. Global burden of mental disorders and the need for a comprehensive, coordinated response from health and social sectors at the country level – EB130/9.

Genebra: OMS, 1º de dezembro de 2011. Disponível em: https://apps.who.int/gb/ebwha/pdf_files/eb130/b130_9-en.pdf.

121 Fatori, D., Salum, G.A., Rohde, L.A., Pan, P.M., Bressan, R., Evans-Lacko, S., Polanczyk, G., Miguel, E.C., Graeff-Martins, A.S. "Use of Mental Health Services by Children With Mental Disorders in Two Major Cities in Brazil". *Psychiatric Services*, 1º de abril de 2019, vol. 70, n. 4, pp. 337–341.

122 MANIR, M. "Muitas se sentem sem valor". *O Estado de S. Paulo*, 12 de junho de 2016. Disponível em: www.estadao.com.br/brasil/muitas-se-sentem-sem-valor.

123 Fayyad, J., Sampson, N.A., Hwang, I., Adamowski, T., Aguilar-Gaxiola, S., Al-Hamzawi, A., Andrade, L.H., Borges, G., De Girolamo, G., Florescu, S., Gureje, O., Haro, J.M., Hu, C., Karam, E.G., Lee, S., Navarro-Mateu, F., O'Neill, S., Pennell, B.E., Piazza, M., Posada-Villa, J., Ten Have, M., Torres, Y., Xavier, M., Zaslavsky, A.M., Kessler, R.C.; WHO World Mental Health Survey Collaborators. "The descriptive epidemiology of DSM-IV Adult ADHD in the World Health Organization World Mental Health Surveys". *Attentive Deficit Hyperactive Disorder*, março de 2017, vol. 9, n. 1, pp; 47–65.

124 How Accurate is Mental Health Advice on TikTok? Plushcare Content Team. Atualização em 1º de agosto de 2025. Disponível em: https://plushcare.com/blog/tiktok-mental-health/

125 Karasavva, V., Miller, C., Groves, N., Montiel, A., Canu, W., Mikami, A. "A double-edged hashtag: Evaluation of #ADHD-related TikTok content and its associations with perceptions of ADHD". *PLoS One*, 19 de março de 2025, vol. 20, n. 3, p. e0319335.

126 Cândido, R.C.F., Perini, E., Pádua, C.M., Junqueira, D.R. "Prevalence of and factors associated with the use of methylphenidate for cognitive enhancement among university students". *einstein* (São Paulo), 24 de outubro de 2019, vol. 18, p. eAO4745.

127 Bowman, E., Coghill, D., Murawski, C., Bossaerts, P. "Not so smart? 'Smart' drugs increase the level but decrease the quality of cognitive effort". *Science Advances*, 16 de junho de 2023, vol. 9, n. 24, p. eadd4165.

128 Maia, C. R., Stella, S. F., Mattos, P., Polanczyk, G. V., Polanczyk, C. A., Rohde, L. A. "The Brazilian policy of withholding treatment for ADHD is probably increasing health and social costs". *Brazilian Journal of Psychiatry*, vol. 37, 2015, pp. 67–70.

129 Vigo, D.V., Stein, D.J., Harris, M.G., e outros. "Effective Treatment for Mental and Substance Use Disorders in 21 Countries". *JAMA Psychiatry*. Publicação on-line, 5 de fevereiro de 2025.

130 Merckelbach, H., Jelicic, M., Pieters, M. "Misinformation increases symptom reporting: a test – retest study". *JRSM Short Reports*, 2011, vol. 2, n. 10, pp. 1–6.

131 Departamento de Saúde e Serviços Humanos dos EUA. *Youth Violence: A Report of the Surgeon General*. Rockville, MD: Gabinete do Cirurgião-Geral e outros, 2001, p. 110.

132 Sanchez, Z.M., Valente, J.Y., Gusmões, J.D.P., e outros. "Effectiveness of a school-based substance use prevention program taught by police officers in Brazil: Two cluster randomized controlled trials of the PROERD". *International Journal of Drug Policy*, dez. 2021, vol. 98, p. 103413. DOI: 10.1016/j.drugpo.2021.103413. Epub 1 set. 2021. PMID: 34481111.

133 Kulis, S., Nieri, T., Yabiku, S., Stromwall, L.K., Marsiglia, F.F. "Promoting reduced and discontinued substance use among adolescent substance users: effectiveness of a universal prevention program". *Prevention Science*, mar. 2007, vol. 8, n. 1, pp. 35-49.

134 Sanchez, Z.M., Valente, J.Y., Galvão, P.P., e outros. "A cluster randomized controlled trial evaluating the effectiveness of the school-based drug prevention program #Tamojunto2.0". *Addiction*, jun. 2021, vol. 116, p. 6, pp. 1580–1592.

135 Departamento de Saúde e Serviços Humanos dos Estados Unidos. "Facing Addiction in America: The Surgeon General's Report on Alcohol, Drugs, and Health". Washington, D.C.: Gabinete do Cirurgião-Geral, nov. 2016, pp. 3–10.

136 Wessely, S., Rose, S., Bisson, J. "Brief psychological interventions ('debriefing') for trauma-related symptoms and the prevention of post traumatic stress disorder". *Cochrane Database of Systematic Review* 2000; 2002(2):CD000560. Atualizado em: *Cochrane Database Syst. Rev.* 2001;(3).CD000560.

137 Verbeek, J., Sengers, M.J., Riemens, L., Haafkens, J. "Patient Expectations of Treatment for Back Pain: A Systematic Review of Qualitative and Quantitative Studies". *Spine*, 15 de outubro de 2004, vol. 29, n. 20, pp. 2309–2318.

138 Helman, 2019, p. 215.

139 Henson, C., Truchot, D., Canevello, A. "What promotes post traumatic growth? A systematic review". *European Journal of Trauma & Dissociation*, 2021, vol. 5, n. 4, artigo 100195.

140 Saunders DCM. *Cicely Saunders: Selected Writings 1958–2004*. Oxford: Oxford University Press, 2006, p. 31.

141 National Institutes of health. *Our Epidemic of Loneliness and Isolation The U.S. Surgeon General's Advisory on the Healing Effects of Social Connection and Community*, 2023.

142 Kuijpers, E., Pickett, J., Wille, B., Hofmans, J. Do You Feel Better When You Behave More Extroverted Than You Are? The Relationship Between Cumulative Counterdispositional Extraversion and Positive Feelings. *Personality and Social Psychology Bulletin* 2021, vol. 48, n. 4, pp. 606–623.

143 Waldinger, R., Schulz, H. *Uma boa vida: As descobertas do mais longo estudo científico sobre o que realmente nos faz felizes*. Rio de Janeiro: Sextante, 2023.

144 Waldinger, R. What makes a good life? Lessons from the

longest study on happiness [Apresentação de vídeo]. TED Conferences, nov. 2015. Disponível em: www.youtube.com/watch?v=8KkKuTCFvzI

145 Pacho-Hernández, J.C., González-Gutiérrez, J.L., Yunta-Rua, L., e outros. "Effectiveness of cognitive reappraisal and distraction for induced acute pain: A laboratory study". *Health Psychology*, jul. 2024, vol. 43, n. 7, pp. 500–514.

146 Walsh, S., Moseley, G.L., Gray, R.J., e outros. "Use of behavioural activation to manage pain: a systematic scoping review". *BMJ Open*, junho de 2022, vol. 12, n. 6, p. e056404. DOI: 10.1136/bmjopen-2021-056404. PMID: 35649614; PMCID: PMC9161098.

147 Levinson, D., Gaccione, L. *Health and Illness: A Cross-Cultural Encyclopedia*. ABC-CLIO, 1997, p. 103.

148 Lund, C., e outros. "Social determinants of mental disorders and the Sustainable Development Goals: a systematic review of reviews The Lancet Psychiatry", vol. 5, n. 4, pp. 357–369.

149 Cacioppo, J.T., Cacioppo, S. "Social Relationships and Health: The Toxic Effects of Perceived Social Isolation". *Social and Personality Psychology Compass*, 1º de fevereiro de 2014, vol. 8, n. 2, pp. 58–72.

150 Schnall, S., Harber, K.D., Stefanucci, J.K., Proffitt, D.R. "Social Support and the Perception of Geographical Slant". *Journal of Experimental Social Psychology*, 1º de setembro de 2008, vol. 44, n. 5, pp. 1246–1255.

151 Uchino, B.N. Understanding the Links Between Social Support and Physical Health: A Life-Span Perspective With Emphasis on the Separability of Perceived and Received Support. *Perspectives on Psychological Science*, 2009, vol. 4, n. 3, pp. 236–255.

CONHEÇA OS LIVROS DE DANIEL MARTINS DE BARROS

Pílulas de bem-estar

O lado bom do lado ruim

Rir é preciso

Viver é melhor sem ter que ser o melhor

Sofrimento não é doença